Dr. med. Richard Wagner
Fragen und Antworten zur Therapie mit ISCADOR®

Beiträge zur Krebstherapie III

Dr. med. Richard Wagner

KREBS –
160 Fragen und Antworten zur
Therapie mit ISCADOR®

Urachhaus

ISBN 3-8251-7108-6

2. Auflage 1999 im Verlag Urachhaus
© 1999 Verlag Freies Geistesleben & Urachhaus GmbH, Stuttgart
Druck: WB-Druck, Rieden

Inhalt

Allgemeines Vorwort zur Reihe

Obwohl seit Jahrzehnten über die Ursachen der Krebskrankheit und die mögliche Therapie geforscht und gelehrt wird, sind die Erfolge der heutigen modernen Onkologie nur für wenige Krebsarten durchschlagend. Dazu gehören z. B. bestimmte Formen der kindlichen Leukämien, das Hodenkarzinom, bestimmte Unterformen des Mammakarzinoms und des Lungenkarzinoms sowie der Morbus Hodgkin und das Ovarialkarzinom. Neuere Untersuchungen zeigen jedoch für das Mammakarzinom, daß von einer Chemotherapie wohl nur wenige Patientinnen profitieren im Sinne einer Heilung. Wahrscheinlich wird nur das Intervall zwischen Operation und dem Auftreten von Metastasen verlängert, nicht jedoch die Gesamtüberlebenszeit.

Bei vielen Krebsformen hat man jedoch den Eindruck, daß weder durch Operation noch durch die nachfolgenden Therapien wie Bestrahlung oder Chemotherapie die Überlebenszeit des Patienten wesentlich verlängert werden kann.

Die Überlebenszeit des Patienten bei einer menschenwürdigen Lebensqualität ist nach meiner Auffassung jedoch der einzige Parameter, an dem eine Therapie zu messen ist. Es ist weniger wichtig, ob der Patient eine Reduktion seiner Tumormanifestationen erlebt, wenn diese nicht unmittelbar mit einer Verlängerung der Überlebenszeit verbunden ist.

Wir haben heute Hinweise dafür, daß auch die Chemotherapie bei den epithelialen Tumoren nur in wenigen Fäl-

len einen therapeutischen Effekt hat und die Überlebenszeit des Patienten eben gerade nicht verlängert wird.

Zugenommen haben die Schrecken der modernen Medizin in Form von Nebenwirkungen, so daß sehr viele Patienten ihre onkologische primäre oder sekundäre Therapie
verlassen und sich alternativen Behandlungsmethoden zu-
wenden.

Das Feld der alternativen Behandlungsmethoden ist heute kaum noch überschaubar und reicht von Thymusextrakten, Spurenelementen, verschiedenen Diätformen, Ozontherapie bis hin zu Mistelextrakten.

Dem Verlag, den Weleda-Heilmittelbetrieben und mir
als Autor und Herausgeber dieser Reihe ist es wichtig, zu
verdeutlichen, welchen Beitrag die anthroposophisch erweiterte Medizin und damit die Misteltherapie, die aus dieser Medizin hervorgegangen ist, in der heutigen onkologi-
schen Therapie zu leisten vermag.

Ganz klar zu sagen ist, daß es sich hier nicht um eine
onkologische Alternativtherapie handelt, sondern daß die
anthroposophisch erweiterte Medizin nur dann eine Erweiterung sein kann, wenn sie die naturwissenschaftlich orien-
tierte Medizin mit einschließt, aber aus einem erweiterten
Menschenbild andere Therapieformen und andere Medikamente zusätzlich oder als alleinige Therapie einsetzt.

Was verstehen wir nun unter anthroposophisch orien-
tierter Medizin?

Hierzu möchten wir auf die folgende Definition zurück-
greifen: *

---

*   »Anthroposophische Medizin«: Gesellschaft anthroposophischer Ärzte
in Deutschland, Roggenstraße 82, 70794 Filderstadt

Anthroposophische Medizin

Die anthroposophische Medizin ist die geisteswissenschaftliche Erweiterung der naturwissenschaftlichen Medizin.

Sie stützt sich bei der Beurteilung von Gesundheit, Krankheit und Heilung auf die physischen Gesetzmäßigkeiten, die von den Naturwissenschaften erfaßt werden, und berücksichtigt gleichwertig die Gesetzmäßigkeiten von Leben, Seele und Geist in ihren gegenseitigen Abhängigkeiten. Physischer Leib, Lebensorganisation, seelische Empfindungsorganisation und geistige Ich-Organisation sind gemäß der anthroposophischen Menschenkunde die vier Wesensglieder des Menschen.

Wesensglieder des Menschen

Physischer Leib — unbelebt, stofflich, »mineralisch«

Ätherleib (Bildekräfteleib) — Grundlage der Lebensorganisation, »pflanzlich«

Astralleib (Seele) — Grundlage der Empfindungsorganisation und des Gefühlslebens, »tierisch«

Ich-Organisation — Grundlage des individuell Geistigen, »menschlich«

Den mit den Sinnen direkt wahrnehmbaren physischen Leib haben Mensch, Tier und Pflanze in bezug auf Stoffe und Gesetze mit der leblosen mineralischen Welt gemeinsam.

Der wesentliche Schritt von der Anorganik des Mineralischen zur Organik aller lebenden Organismen ist das Ergebnis der Wirksamkeit der Lebensorganisation (Äther-leib), die eine Gestaltbildung durch Stoffwechsel, Wachstum, Regeneration und Fortpflanzung möglich werden läßt.

Die Empfindungsorganisation (Astralleib) als Träger von Trieben, Instinkten und gefühlshafter Innerlichkeit, die auch Eigenbewegung möglich werden läßt, haben Mensch und Tier gemeinsam.

Des Menschen Selbstbewußtsein und Selbstbeherr-schung, die Möglichkeit, sich als Individualität zu begreifen, die der Welt erkennend und verantwortlich handelnd ge-genübersteht, ist in seinem geistigen Wesenskern, dem Ich, begründet. Dieses ist die eigentlich menschliche, weil gei-stige, Dimension, aus der heraus der Mensch Kultur schafft und lernend seine Biographie durchläuft.

Die genannte Vierheit bewirkt eine differenzierte funktionelle Gliederung des Menschen und die Grundge-setzlichkeit seines Wesens. Der physische Leib ist durch die natürlichen Sinnesorgane wahrnehmbar, die drei anderen Wesensglieder nicht. Sie können zunächst nur mittelbar an ihren Wirkungen im Bereich der sinnlichen Phänomene er-kannt werden.

Das Zusammenwirken der Wesensglieder in der menschlichen Leiblichkeit bewirkt eine morphologisch-funktionelle Dreiheit von

- Nerven-Sinnes-System mit seinem Zentrum in der Schä-delhöhle, aber funktionell in den ganzen Körper hinein-wirkend,
- rhythmischem System mit seinem funktionellen Zen-trum in der Brusthöhle sowie dem
- Stoffwechsel-Gliedmaßen-System, das funktionell alle Stoffwechselvorgänge und willkürlichen Bewegungsab-läufe zusammenfaßt und sein Zentrum in den Stoff-

wechselorganen der Bauchhöhle und den Gliedmaßen hat.

Dieser leiblichen Dreigliederung entspricht eine seelische Dreigliederung des Menschen:

Nerven-Sinnes-System   – Träger des Denkens
Rhythmisches System   – Träger des Fühlens
Stoffwechsel- Gliedmaßen-System   – Träger des Wollens

Diese dreigliedrige Ordnung wirkt sich im gesamten Organismus in Organsystemen, Organen, Geweben und Zellen sowohl morphologisch als auch funktionell aus und erfährt in jedem Lebensalter eine entsprechende Modifikation. Zwischen den beiden gegensätzlichen Polen Nerven-Sinnes-System und Stoffwechsel-Gliedmaßen-System vermittelt das rhythmische System und schafft Gesundheit im Sinne einer labilen, stets neu zu schaffenden Gleichgewichtslage, die einem harmonischen Zusammenwirken der Wesensglieder entspricht. Die Entgleisungen aus der gesunden Mittellage ergeben die vielfältigen Krankheitserscheinungen.

Diese Auffassung einer leiblich-seelischen Funktionsordnung, welche den ganzen Menschen als beseelt erkennt, ermöglicht eine umfassende Sicht auf physiologische, pathologische und therapeutische Probleme. Das Therapieziel ergibt sich aus der Aufgabe, den notwendigen Ausgleich der ungleichgewichtigen Kräftesituation wiederherzustellen.

Methoden

Die anthroposophische Medizin benützt naturwissen-
schaftliche und geisteswissenschaftliche Methoden. Die
anthroposophischen Ärzte haben sich überzeugt, daß dafür
neben einer konventionellen naturwissenschaftlichen Aus-
bildung eine auf Goethe zurückgehende goetheanistische
Methodik zur Erfassung der Lebensprozesse und darüber
hinaus eine meditative Fortbildung der Erkenntnisfähigkeit
notwendig sind; diese hat Rudolf Steiner (1861–1925), der
Begründer der Anthroposophie, als imaginative, inspirative
und intuitive Erkenntnisschritte beschrieben. Die geisteswissenschaftlichen Forschungsergebnisse Steiners werden
als Ausgangspunkt für vielfältige heutige Studien und For-
schungsaufgaben der anthroposophischen Medizin angesehen. Die Erfahrungen der Naturheilweisen, Physiotherapie,
Phytotherapie, Homöopathie, Psychotherapie und künstle-
rischer Therapien finden gemäß dem anthroposophischen
Menschenbild dabei eine rationale Begründung.

Zum Krankheitsverständnis und zur Heilmittelfindung ist
eine Forschung erforderlich, die sich auf die oben angege-
benen Methoden stützt. Für die Überleitung von der Pa-
thologie zur Therapie ist dabei stets die Frage zu klären,
wie die oben beschriebenen Organisationssysteme und
Wesensglieder bei einem kranken Menschen ineinander-
greifen und mit welchem Heilmittel aus den drei Naturreichen oder durch welche vom Menschen selbst ausgeübte
Tätigkeit eine Heilung des Patienten erzielt werden kann.
Die Kenntnis von der Wesensverwandtschaft des Menschen mit den Naturreichen einerseits und mit den von
ihm selbst ausgeübten Tätigkeiten andererseits ist dafür die
notwendige Grundlage.

Für das Krankheitsverständnis der anthroposophischen Medizin ist es wesentlich, daß die leiblichen Veränderungen als Ausdruck der Seele und des Geistes verstanden werden, die sich in ihren Wechselbeziehungen durch Krankheit ebenso offenbaren können wie in den gesunden Äußerungen des Lebens und der Seele. Die psychiatrischen Krankheiten werden in einer differenzierten Entsprechung der oben genannten Leib-Seele-Beziehung auch in ihrem leiblichen Zusammenhang gesehen und behandelt. Unter diesen Aspekten werden auch die therapeutischen Maßnahmen innerhalb der anthroposophischen Medizin getroffen.

Dabei sind besondere Heilverfahren entstanden, wie

a) Heilmittel nach speziellen pharmazeutischen Herstellungsverfahren, wie sie auch im HAB festgelegt sind, oder für die Metalltherapie die Aufschließung der Substanzen durch Pflanzen (vegetabilisierte Metalle) oder die Anwendung rhythmischer wie auch anderer Prozesse bei der Herstellung besonderer Heilpflanzenzubereitungen, deren bekanntestes Beispiel die Herstellung von Mistelpräparaten zur Therapie von Tumorerkrankungen ist.

b) Verfahren für äußere Anwendungen, wie z. B. Metallsalben, rhythmische Einreibungen und Massagen oder Öldispersionsbäder.

c) Heileurythmie als eine von Rudolf Steiner begründete Bewegungstherapie sowie die künstlerischen Therapien: Plastisch-therapeutisches Gestalten, Maltherapie, Musiktherapie und Sprachgestaltung als Therapie. Sie alle beziehen den Patienten zu einer aktiven, engagiert übenden Mitwirkung in seinen Gesundungsprozeß mit ein.

d) Eine auf dem anthroposophischen Menschenbild und Krankheitsverständnis begründete Psychotherapie, die sich an der geisteswissenschaftlichen Biographik und an der sich aus dem Leib zum Geistigen hin bewegenden seelischen Entwicklung orientiert.

Krankheitsverständnis und Heilmittelerkenntnis nach der anthroposophisch-medizinischen Methode sind in den Grundzügen dargestellt in dem Buch, das Rudolf Steiner in Zusammenarbeit mit Dr. med. Ita Wegmann geschrieben hat: »Grundlegendes für eine Erweiterung der Heilkunst nach geisteswissenschaftlichen Erkenntnissen« (1925, 6. Auflage, Dornach 1984).

Aus dem Vorhergesagten geht hervor, daß es sich bei der anthroposophisch erweiterten Medizin nicht nur um die Misteltherapie handeln kann, sondern daß aus dem erweiterten Menschenbild und Menschenverständnis auch andere Therapieformen, wie z.B. die künstlerische Therapie, hinzukommen müssen, damit von einer anthroposophisch erweiterten Tumortherapie gesprochen werden kann.

Nur durch die Behandlung des ganzen Menschen als Einheit von Leib, Seele und Geist kann eine Gesundung auch bei einem tumorkranken Patienten erfolgen.

Richard Wagner

Vorwort zu Band III

Im Verlauf der letzten achtzehn Jahre habe ich die Fragen, die Patienten im Rahmen meiner Tätigkeit zunächst an der Filderklinik bei Stuttgart, dann in der Lukasklinik in Arlesheim/Basel und schließlich in meiner Allgemeinpraxis in Stuttgart gestellt haben, gesammelt und versucht, sie hier in einer allgemeinverständlichen Form zu beantworten.

Es bedurfte einiger Überlegungen, ein Buch in dieser Form vorzulegen. Da es aber bereits eine ganze Reihe ausführlicher Bücher und Darstellungen über die anthroposophische Therapie mit Mistelpräparaten gibt (im Literaturverzeichnis wird darauf verwiesen), war ich – auch nach Rücksprache mit vielen meiner Patienten – doch der Meinung, daß es sinnvoll sein könne, eine solche kurze Darstellung der Therapie mit ISCADOR® vorzulegen. Dies gibt die Möglichkeit, sich rasch über bestimmte Fragen zu informieren. Das gilt sowohl für Patienten als auch für Ärzte, die mit der Misteltherapie noch nicht vertraut sind.

Nicht immer hat man Zeit, eine ausführliche Darstellung zu studieren, für Interessierte sei jedoch auf diese Bücher verwiesen. Auch wer das Wesen der anthroposophisch erweiterten Medizin, hier mit speziellem Blick auf die anthroposophische Krebstherapie, näher ergründen möchte, kommt an diesen ausführlichen Darstellungen nicht vorbei.

Insofern hoffe ich, daß das vorliegende kleine Buch das Verständnis für die Therapie mit ISCADOR® fördern und interessierten Kollegen und betroffenen Patienten eine kleine Hilfe sein kann auf dem doch oft schweren Weg der Krebstherapie.

Fragen und Antworten zu den
Sachgebieten

Allgemeine Fragen
zur Krebskrankheit

Ist die Krebskrankheit wirklich eine Krankheit unserer Zeit?

Wenn man in der Medizingeschichte zurückblickt, hat wohl jedes Jahrhundert seine eigene Geisel in Form einer schweren Krankheit gehabt. Wir können zurückblicken auf Jahrhunderte, die unter den schrecklichen Folgen der Infektionskrankheiten wie Pest und Cholera gelitten haben, aber auch auf eine nicht so fern zurückliegende Zeit, in der die Tuberkulose ihre Opfer forderte.

Man hat schon den Eindruck, daß in unserer Zeit die Krebskrankheiten massiv zunehmen. Das ist statistisch gesichert. Dabei handelt es sich nicht nur um eine Zunahme in dem Sinn, daß durch die moderne Diagnostik heute bei sehr viel mehr Patienten eine Tumorerkrankung entdeckt wird, die man vor hundert Jahren noch nicht hätte entdecken oder benennen können, bevor der Patient starb.

Ist die Krebskrankheit an ein bestimmtes Lebensalter gebunden?

Es gibt Krebsarten, die nur in bestimmten Lebensaltern auftreten. Wenigstens war das so in der Vergangenheit. So konnte man sich zum Beispiel darauf verlassen, daß die Häufigkeit des Hodenkrebses um das 30. bis 35. Lebensjahr lag, die größte Häufigkeit des Prostatakarzinoms dann jenseits des 60. Lebensjahres. Auch hier ist heute ein Wandel eingetreten. Wir haben in der Praxis Patienten mit einem Hodenkarzinom in einem Lebensalter um die 80 Jahre, auf der anderen Seite gibt es schon Patienten mit 35 Jahren, die an einem Prostatakarzinom leiden. Auch hat man den Eindruck, daß die Krebskrankheit immer chaotischer wird, das heißt, daß primär schon ein Krebsstadium mit Metastasen vorliegt, eine Latenzzeit also nicht mehr besteht.

Wird die Krebskrankheit aggressiver?

Wir haben in der Praxis zunehmend Patienten, die bereits zum Zeitpunkt der Diagnosestellung ihrer Erkrankung Metastasen in lebenswichtigen Gebieten, also zum Beispiel in der Leber oder in der Lunge, haben. Insofern hat man den Eindruck, daß neben dem vermehrten Chaos der Krebskrankheit auch die Aggressivität deutlich zugenommen hat.

Was bedeutet die vermehrte Aggressivität der Karzinome für die Therapie mit ISCADOR®?

Man hat bei vielen Krebspatienten keine Zeit mehr, in Ruhe die richtige Therapie auszuwählen. Wie aus Fragen, die später abgehandelt werden, hervorgeht, bedarf es einer gewissen Prüfung, auf welche Misteltherapie der Patient individuell anspricht. Dabei hatte man früher sehr viel mehr Zeit, nach einer Krebsoperation das richtige Präparat auszuwählen und die Wirksamkeit am Patienten zu studieren.

Heute gibt es immer mehr Krebspatienten, bei denen man sozusagen nur eine Chance hat, das richtige Präparat anzuwenden. Durch den raschen Verlauf der Krankheit muß diese Therapie dann wirken, eine zweite Chance gibt es nicht mehr. Hier ist insbesondere zum Beispiel das Karzinom der Bauchspeicheldrüse gemeint, dann aber auch alle Karzinome in einem metastasierenden Stadium.

Ist die Krebstherapie mit der Operation und der nachfolgenden Therapie, zum Beispiel Bestrahlung oder Chemotherapie, abgeschlossen?

Nach meiner Ansicht beginnt die Therapie erst dann, wenn die Primärtherapie abgeschlossen ist. Die Primärtherapie, unter der wir zunächst einmal Operation und dann stadiengerecht und – abhängig auch von der Art des Tumors – die nachfolgende Therapie, wie zum Beispiel Chemotherapie oder Bestrahlung, verstehen, ist sicher häufig notwendig. Sie dient jedoch nur dazu, zunächst einmal den Tumor selbst und dann mögliche Tumormanifestationen zu beseitigen. Dabei kann unsere heutige klinische Diagnostik uns Mikrometastasen nicht aufzeigen, da sie unterhalb der Auflösungsgrenze bildgebender Verfahren liegen. Viele dieser Therapien werden also nur deshalb durchgeführt, weil man vermuten muß, daß bereits Mikrometastasen in den übrigen Körper abgeschwemmt wurden, wenn zum Beispiel Lymphknoten bei einem Brustkrebs befallen waren. Diese will man dann mit Bestrahlung und Chemotherapie abtöten. Ob dies gelingt, ist häufig fraglich. Würde es in jedem Falle gelingen, würde eine weitere Metastasierung nicht eintreten.

Alle diese Therapien setzen erst bei der physischen Manifestation der Krebskrankheit an. Sie berücksichtigen nicht die Umstände, die dazu geführt haben. Nach unserer Ansicht ist es unbedingt notwendig, die Ursachen der Krebskrankheit mit zu behandeln, nicht nur die physischen Auswirkungen.

Welche Ursachen der Krebserkrankung gibt es?

Die Ursachen für die Krebserkrankung sind vielfältig. Man weiß heute, daß die Krebsentwicklung in Stufen vor sich geht, wobei die Anlagen für eine solche Erkrankung schon in der frühesten Jugendzeit gelegt werden können. So hat man zum Beispiel festgestellt, daß es Krebspatienten in der Vorgeschichte häufig an »Nestwärme« fehlte, das heißt, daß diese Menschen besonders die Zuwendung der Mutter entbehrten.

Im Kindheits- und Jugendalter soll das Kind durch eine besondere Pädagogik eigentlich die ersten Möglichkeiten des schöpferischen Tuns entfalten können, es soll einen gesunden Tagesrhythmus erlernen und in seinem häuslichen Milieu durch die Aufnahme der seelischen Stimmungen seiner Umgebung über das Gute und das Schlechte urteilen lernen.

Das Kind soll weiterhin darin unterstützt werden, seine ihm gemäßen Fähigkeiten zu entwickeln und in seiner Persönlichkeit auf das Leben vorbereitet werden, das es später meistern soll.

Aus diesen kurzen Ausführungen geht schon hervor, wie vielfältig hier die Störungsmöglichkeiten sein können und wie wichtig eine kindgemäße Früherziehung ist. Im Erwachsenenalter gibt es dann eine ganze Menge auslösender Faktoren für die Krebskrankheit; dies beginnt zunächst einmal ganz physisch bei allen kanzerogenen Stoffen, wie zum Beispiel der Auslösung des Lungenkrebses durch den Zigarettenrauch und durch Teerprodukte.

Ein unrhythmisches Leben führt häufig zu Regulationsstörungen auf der Zellebene, die nach einiger Zeit nicht mehr rückgängig gemacht werden können. Rhythmusstörungen, die ausgelöst werden durch Einflüsse wie Hormontherapie, Übermaß der Ernährung, aber auch Schlafmittel und andere Medikamente führen zu Präkanzerosen, die schrittweise zu einem Karzinom werden können. Insgesamt handelt es sich hier um eine stufenförmige Gleichgewichtsstörung zwischen der biologischen Regulation und der Entartungstendenz der Zelle.

Rudolf Steiner hat ausgeführt, daß ein ständiges Ringen in den Gestaltungskräften des Gesamtorganismus vorliegt, die von den hierarchisch geordneten höheren Wesensgliedern, Ätherleib, Astralleib und Ich-Organisation, und dem Zellmaterial ausgehen, das von diesen Wesensgliedern geprägt und differenziert wird zu Muskel-, Nerven- oder Leberzellen. Diese für ihre Aufgaben ausgestalteten Zellen werden dann in der Embryonalentwicklung zu Geweben, zu Organen und schließlich zur menschlichen Gestalt zusammengefaßt. Im Krebsgeschehen entziehen sich die Zellen an dazu disponierten Stellen dem prägenden Griff der Wesensglieder und folgen eigenen Wachstumsgesetzen, die dem menschlichen Organismus fremd sind. Der Tumor hat ein vom Organismus unabhängiges Leben.

Zusammenfassend kann man also sagen, daß die Krebskrankheit oft schon in frühester Kindheit und Jugend mit Störungen im Bereich des Geistig-Seelischen beginnt. Die verschiedenen Wesensglieder können dann im Laufe der Zeit ihre lenkenden Funktionen, die sich auf den Bereich der lebendigen Leiblichkeit erstrecken sollten, nicht richtig erfüllen. In gleicher Weise wirken Streßsituationen, Schicksalsschläge, aber auch Erkrankungen durch übermäßigen

Konsum von Genußmitteln. Insgesamt resultiert daraus eine Abwehrschwäche, eine gewisse Blindheit in bezug auf schädigende Einflüsse, die nicht bemerkt werden oder nicht mehr repariert werden können.

Damit entfällt eine Kontrolle über eine disponierte Region des Körpers, und wir erleben die Emanzipation der Zellen, das heißt ihre Entwicklung zum bösartigen Tumor.

Die Schwächung der gestaltenden Kräfte der Wesensglieder einerseits und die zunehmende Aggression durch Einflüsse unserer heutigen Umwelt führen zu dem geschilderten Krebsprozeß, der auf seelisch-geistiger Ebene beginnt und langsam den Körper ergreift.

Welche Symptome gibt es bei der Früherkennung der Krebserkrankung?

Zunächst ist auf die Ausscheidungen des Körpers zu achten, wie zum Beispiel Blutungen, denen immer und unmittelbar nachgegangen werden sollte. Weiterhin auch Veränderungen der Haut, die immer kontrolliert und inspiziert werden müssen. Mit Blick auf den ganzen Menschen muß man beobachten, ob es sich beim Patienten um eine sogenannte Präkanzerose handelt, also um einen Vorzustand einer Krebserkrankung. Bei einer Anamnese ist besonders ist darauf zu achten, ob das Fehlen von Kinderkrankheiten auffällt, insbesondere dann, wenn keine Fieberzustände erreicht werden können.

Weiterhin ist häufigen Schlafstörungen, Verdauungsstörungen, Verstopfung und auch Leberfunktionsstörungen mit Unverträglichkeit gewisser Speisen nachzugehen.

Hormonelle Störungen, Müdigkeit und nur sehr langsame Erholung sind ebenfalls zu beobachten.

Auf seelischem Gebiet zeigen sich Depressionen, Schwierigkeiten, mit Problemen fertigzuwerden, auch Schwierigkeiten, die eigenen Gefühle zu äußern und zu einem tieferen Kontakt mit der Umwelt zu kommen. Interessenlosigkeit, Mangel an Initiative und Selbstvertrauen vervollständigen dieses Bild.

Natürlich ist es sehr schwierig, diese Auffälligkeiten nur den Krebskrankheiten zuzuordnen, weil zum Beispiel eine große Müdigkeit nicht nur Symptom einer Krebskrankheit, sondern auch einer Vielzahl anderer Krankheiten sein könnte.

Trotzdem ist es wichtig, bei all den genannten Störungen an eine Krebskrankheit zu denken, und es darf nicht passieren, daß es erst mit dem Ausbruch der Krebskrankheit allen Beteiligten wie Schuppen von den Augen fällt, daß sich hier die Krebskrankheit schon lange angebahnt hatte.

Gibt es Möglichkeiten, eine Präkanzerose zu behandeln?

Der Begriff der Präkanzerose ist unscharf definiert. Viele Ärzte verstehen darunter schon die Veränderung der physischen und psychischen Konstitution, die schulmedizinische Definition der Präkanzerose ist jedoch sehr scharf eingegrenzt und bleibt dem Nachweis einer echten Vorstufe zur Krebserkrankung beziehungsweise dem Nachweis von prämaligne deformierten Zellen vorbehalten.

Sollte eine definierte Präkanzerose im Sinne von maligne transformierten Zellen vorliegen, würde ich bereits eine Therapie mit ISCADOR® einleiten. Hierbei ist zu beachten, daß zu Lasten der gesetzlichen Krankenkassen nur dann ISCADOR® verordnet werden kann, wenn ein histologisch nachgewiesenes Karzinom vorliegt. Bei einer reinen Vermutung darf ein solches Präparat nicht verordnet werden, trotzdem ist es manchmal sinnvoll, schon zu diesem Zeitpunkt mit einer solchen Therapie zu beginnen.

Es ist natürlich in einer gewissen Weise widersinnig, dem Patienten alle Therapien erst dann zukommen zu lassen, wenn die Krebskrankheit schon physisch nachgewiesen ist. Im Sinne einer Vorbeugung wäre es manchmal sinnvoller, die Therapie früher zu beginnen.

Auf der anderen Seite muß gesagt werden, daß jede Misteltherapie auch die Bildung von Antikörpern induziert. Man muß es sich so vorstellen, daß jeder von uns ein arteigenes Eiweiß besitzt, der Körper toleriert kein Fremdeiweiß, sondern reagiert darauf mit der Bildung von Antikörpern und eventuell einer Allergie.

In allen Mistelpräparaten sind nun pflanzliche Eiweiße vorhanden, die zu solchen Blockierungen, wenn auch nicht zu Allergien, führen können. Es könnte im schlimmsten Falle also auch sein, daß ein Patient dann nicht mehr auf eine Misteltherapie reagiert, wenn er diese unbedingt braucht, das heißt, wenn eine Krebskrankheit vorliegt.

Deshalb würde ich davon abraten, nur zur Verbesserung der Immunstimulation oder zur Überwindung von Erschöpfungszuständen eine Misteltherapie einzusetzen.

Ist die Mistel immer schon zur Therapie von Krebskrankheiten eingesetzt worden?

Im Mittelalter wurde die Mistel zur Therapie von Depressionen, von Hochdruckerkrankungen und von epileptischen Anfällen eingesetzt. Erst durch die Hinweise Rudolf Steiners wurde bekannt, daß die Mistel auch ein Krebsheilmittel ist. Daraufhin wurde sie als Injektionspräparat entwickelt, im Mittelalter wurde sie nur als Tropfenmischung beziehungsweise als Tee dargeboten.

Kann die Misteltherapie von allen Ärzten durchgeführt werden?

Grundsätzlich kann die Therapie mit ISCADOR® von allen Ärzten durchgeführt werden. Es muß nur die Einschränkung gemacht werden: daß der behandelnde Arzt sich auch mit dieser Therapie vertraut macht. Leider gibt es heute viele Ärzte oder auch Therapeuten jedweder Art, die eine Misteltherapie bei Patienten beginnen, ohne sich genau mit den Dosierungshinweisen oder auch mit der Art der Misteltherapie auseinandergesetzt zu haben.

Es ist davon zu warnen, eine unkontrollierte Misteltherapie durchzuführen, weil sie nicht den gewünschten Erfolg haben kann, wenn sie nicht nach bestimmten Vorschriften und Kriterien durchgeführt wird.

Es ist jedoch jedem Arzt möglich, sich über die Möglichkeiten der Therapie und ihre Anwendung zu informieren und sie dann entsprechend beim Patienten durchzuführen. (Adressen siehe Seite 220) Grundlegende Informationen sind auch im vorliegenden Buch schon gegeben.

Ist die Therapie mit ISCADOR® bei allen Tumoren sinnvoll?

Bei primären Hirn- und Rückenmarkstumoren sowie bei Metastasen im Gehirn muß eine Therapie mit ISCADOR® sehr vorsichtig erfolgen. Zunächst sollte versucht werden, das Präparat oral, das heißt als Tropfen einzunehmen. Die Dosierungen hierfür sind den Richtlinien für die ISCADOR®-Behandlung in der Malignomtherapie zu entnehmen.

Erfahrene Ärzte können versuchen, eine Injektionsbehandlung bei dem Patienten einzuleiten; es muß jedoch von der Gefahr einer Hirndruckerhöhung, bedingt durch die vermehrte Durchblutung, ausgegangen werden. Deshalb muß diese Therapie dem erfahrenen Therapeuten vorbehalten bleiben. Aus diesem Grunde werden die Gehirnkarzinome bzw. die Metastasen im Gehirn als Kontraindikation in den ISCADOR®-Richtlinien genannt.

Weiterhin darf bei Leukämien, abgesehen von der chronisch-lymphatischen Leukämie, nur mit großer Vorsicht therapiert werden. Auch diese Therapie sollte dem erfahrenen Therapeuten vorbehalten bleiben.

Das gleiche gilt für die Lymphogranulomatose (Morbus Hodgkin) und für die Non-Hodgkin-Lymphome. Auch bei den Plasmozytomen muß Vorsicht walten.

Gibt es Kontraindikationen für die Durchführung einer ISCADOR®-Behandlung?

Bei einer bekannten Allergie auf ISCADOR® darf erst nach erfolgter Desensibilisierung mit einer ganz langsam einschleichenden Dosierung weiter therapiert werden. Bei Temperaturen über 38° sollte bis zum Abklingen der Entzündungszeichen die Behandlung unterbrochen werden. Weitere Kontraindikationen sind eine aktive Tuberkulose, eine Hyperthyreose mit nicht ausgeglichener Stoffwechsellage sowie die primären Hirn- und Rückenmarkstumore oder die Metastasen im Gehirn, soweit kein erfahrener Therapeut die Therapie durchführt.

Bislang sind keine Wirkungen bekannt geworden, die gegen eine Anwendung von ISCADOR® in der Schwangerschaft sprechen. Aus Gründen der besonderen Vorsicht soll ISCADOR® dann jedoch nur nach strenger Indikationsstellung verabreicht werden. Das könnte ich mir zum Beispiel beim Nachweis eines Mammakarzinoms in der Schwangerschaft vorstellen. Da wir wissen, daß die in der Schwangerschaft auftretenden Mammakarzinome zu den bösartigsten Mammakarzinomen überhaupt gehören, würde ich hier schon während der Schwangerschaft, zumindest nach dem dritten Monat, mit einer Misteltherapie beginnen.

Fragen zur Geschichte der Misteltherapie

Seit wann ist die Misteltherapie bekannt?

Die Mistel war schon im Altertum bekannt. So beschreibt Vergil im sechsten Buch seiner *Äneis*, wie Äneas mit Hilfe eines goldenen Zweiges, der ähnlich wie ein Mistelzweig war, unversehrt die Unterwelt durchschreitet.

Weitere Berichte über die Mistel entnehmen wir zum Beispiel der Darstellung von Plinius, aber auch der altnordischen Liedersammlung, der *Edda*.

Im Mittelalter wurde die Mistel dann gegen vielerlei Leiden verwendet, wie wir früher schon ausgeführt haben, zum Beispiel gegen Epilepsie, hohen Blutdruck, Stenokardien, Asthma, Sterilität, Depressionen und Schlafstörungen. Weiterhin auch gegen Gespenster, und im Brauchtum mancher Völker besaß sie eine mystische Rolle: Sie soll vor Feuer und Krankheiten geschützt, Verlobten eine glückliche Ehe gewähren und Glück gebracht haben.

Was sind Misteln?

Misteln sind Pflanzen, die als Halbparasiten auf anderen Pflanzen, meistens Bäumen und Sträuchern, leben. Sie entziehen ihren Wirten Wasser und Mineralsalze, können aber zur Gewinnung energiereicher Kohlenhydrate selbst Photosynthese betreiben, sind deshalb nur Halbparasiten.

Es gibt viele hunderte Arten von Misteln, vorwiegend in tropischen und subtropischen Gebieten. Sie unterscheiden sich in ihren Formen, Blättern, Blüten und Früchten.

In Europa wächst nur eine einzige Mistelart, die weißbeerige, immergrüne Mistel (Viscum album). Man unterscheidet botanisch drei Mistel-Unterarten: Laubholz-, Tannen- und Kiefernmisteln. Wahrscheinlich unterscheiden sich auch die Laubholzmisteln untereinander durch verschiedene Zusammensetzung der Inhaltsstoffe.

Die Mistel hat ihre eigenen Vegetationsrhythmen. Die im November / Dezember reifenden Beeren werden von Vögeln gefressen, hauptsächlich von der Misteldrossel.

In kurzer Zeit können die enthäuteten Kerne durch den Vogeldarm gehen und dann auf irgendeinen Ast fallen, an dem sie kleben bleiben.

Die Mistelsamen, die in den Beeren enthalten sind und später an den Ästen kleben bleiben, brauchen zur weiteren Entwicklung das Licht. Ohne Licht büßen sie ihre Keimfähigkeit ein.

Das Wachstum des Mistelkeimlings verläuft sehr langsam; erst im zweiten Sommer werden die ersten winzigen Blätter gebildet, erst im fünften bis sechsten Jahr bilden sich Blütenknospen, die dann am Ende des sechsten bis

siebten Jahres reife Früchte tragen. Vom Einsetzen der Blü-
tendifferenzierung bis zur reifen Beere benötigt die Mistel
siebzehn Monate, während eine Rose zum Beispiel nur fünf
Monate braucht.

Wie wird die Mistel geerntet?

Die Mistel für das Präparat ISCADOR® wird zweimal im Jahr, nämlich im Juni und im November/Dezember, geerntet. Aus den Misteln wird durch ein spezielles Verfahren ein Saft gewonnen, Sommersäfte und Wintersäfte werden in einer Maschine gemischt, so daß das Heilmittel Auszüge aus allen Teilen der Mistel enthält: aus Blättern, Stengeln, Beeren, Samen und Blüten.

Erst durch das spezielle Herstellungs- und Mischungsverfahren wird aus der Ursubstanz das Heilmittel.

Die Mistel wird auf sechs verschiedenen Wirtsbäumen gepflückt: Apfel, Eiche, Ulme, Pappel, Kiefer und Tanne. Aus jeder Mistel wird dann ein eigenes Präparat gewonnen.

Seit wann gibt es das Präparat ISCADOR®?

Die ersten ISCADOR®-Richtlinien sind mit Juli 1930 da-
tiert. Wie Dr. W.F. Daems festgestellt hat, gibt es jedoch
Rundschreiben in den Archiven der *WELEDA*, aus denen
hervorgeht, daß seit 1925 von dem Präparat ISCADOR®
die Rede ist.

1918/19 hat die Ärztin Ita Wegman nach Hinweisen von
Rudolf Steiner das erste Mistelpräparat in einer Züricher
Apotheke herstellen lassen. Es handelte sich um das Präpa-
rat »ISCAR«.

Am 3. Juni 1907 erwähnte Rudolf Steiner die Mistel zum
erstenmal. Er führte aus, daß die Mistel auch ein bestimm-
tes Heilmittel ist, wie überhaupt Gifte Heilmittel sind.

Wie wird das ISCADOR® hergestellt?

Wie schon vorher ausgeführt, unterliegen die verschiedenen Säfte einem Mischungsprozeß, einem sogenannten Maschinenprozeß. Hierzu war die Konstruktion spezieller Maschinen notwendig, die nach Hinweisen von Rudolf Steiner erfolgte.

Die erste Maschine zur Herstellung des ISCADOR® war ab 1922 in Betrieb. Mit deren Weiterentwicklung haben sich Karl Unger, E. Schickler und der Ingenieur P.E. Schiller beschäftigt, im weiteren Verlauf insbesondere A. Leroi, der ab 1933 in Arlesheim die von Kaelin entwickelte Maschine weiter spezialisierte.

Das Problem beim Maschinenprozeß war die Frage, wie die Mischung der Sommer- und Wintersäfte vor sich gehen sollte.

Erst durch die Entwicklung neuer Werkstoffe konnte eine Maschine gebaut werden, die den Ansprüchen gerecht wurde. Auf diesen Maschinenprozeß soll hier nicht weiter eingegangen werden, er kann in der Literatur näher studiert werden.

Die Mistel als Heilpflanze

Welche Inhaltsstoffe hat die Mistel?

An Inhaltsstoffen der Mistel kennen wir die Viscotoxine,
die Lektine und die sogenannten Vester'schen Proteine.
Weiterhin Aminosäuren, Alkaloide, Polysaccharide und
Vitamin C.

Was sind Viscotoxine?

Viscotoxine repräsentieren eine Gruppe von mindestens fünf verschiedenen Eiweißen mit basischem Charakter, die in der Zellkultur einen zytotoxischen, das heißt zellvergiftenden Effekt aufweisen.

Die Viscotoxine können sich an Nukleinsäuren binden, sie sind erstaunlich hitzestabil.

Sie sind weiterhin toxisch, rufen in hoher Konzentration eine Abtötung von Zellen hervor, bei schwächeren Dosierungen finden wir in Tierversuchen eine Hypotension, eine Bradykardie und eine negativ-inotrope Wirkung auf den Herzmuskel. Das Wachstum von menschlichen Tumorzellen in Zellkulturen wird deutlich gehemmt.

Was sind Lektine?

Lektine sind eine große Klasse von Stoffen, die in den meisten Lebewesen vorkommen. Sie sind Eiweißstoffe, die spezifisch bestimmte freie oder zellmembran-gebundene Zuckerarten zu erkennen und sich an sie reversibel zu binden vermögen. Die Lektine haben die Eigenschaft, die Zellen zu agglutinieren, an die sie sich heften, so zum Beispiel Erythrozyten, Lymphozyten oder maligne Zellen. Auf diese Weise können sie auch in sehr schwachen Dosierungen eine toxische oder eine hormonartige Wirkung entfalten.

Die ersten Beobachtungen über das Vorkommen von Lektinen in der Mistel wurden 1956 gemacht. Inzwischen sind drei verschiedene Lektine gefunden worden, wobei das Mistel-Lektin I das am meisten vorkommende und das am meisten zytotoxische Lektin ist.

Das Gesamtmolekül von Mistel-Lektin I wirkt stark zytotoxisch in der Zellkultur. Es kann aber auch die immunologischen Eigenschaften gewisser Zellen stimulieren. So wird die Vermehrung der Lymphozyten stimuliert, immunmodulatorische Eigenschaften sind heute auch gesichert.

Was kann man über die weiteren Inhaltsstoffe der Mistel aussagen?

Die sogenannten *Vester'schen Proteine* sind für Tumorzellen toxisch, haben also einen zytostatischen Effekt. Weiterhin führen sie zur Thymusvergrößerung, was durch verschiedene Untersuchungen verifiziert werden konnte.

Die *Alkaloide* sind ebenfalls toxisch für Tumorzellen, ihre weitere Bedeutung ist jedoch noch nicht näher geklärt.

Die *Polysaccharide* können immunstimulierend sein im Sinne einer Stimulation der neutrophilen Granulozyten.

Die *Aminosäuren*, hier darunter zum Beispiel Arginin, werden mit einer Immunstimulation und Thymusvergrößerung in Verbindung gebracht.

Das in der Mistelbeere enthaltene *Vitamin C* könnte ebenfalls immunstimulierend wirken.

Insgesamt zeigt sich eine Reichhaltigkeit von verschiedenen Wirkstoffen in der Mistel, wobei zu den genannten Substanzen noch diejenigen hinzukommen, die erst während der Verarbeitung und während des Gärungsprozesses entstehen.

Seit wann wird die Mistel experimentell untersucht?

1906 veröffentlichte Gaultier Arbeiten über die blutdruck-
senkende Wirkung der Mistel. 1930 veröffentlichte Kaelin
eine Arbeit über die Therapie der Krebskrankheit mit Viscum. Diese Arbeiten waren der Ausgangspunkt für verschiedene Forscher, sich mit der Misteltherapie auseinanderzu-
setzen. 1932 zeigte Madaus, daß eine Auflage von frisch
zerquetschtem Mistelbrei auf frische Wunden die mit Zell-
vermehrung verbundene Wundheilung verhinderte. Havas
publizierte 1936 Resultate über die Beeinflussung des
Wachstums von Pflanzentumoren durch Mistelextrakte.

Koch fand 1938, daß im Tiermodell bei oberflächlichen
Tumoren der Tumor nekrotisch wurde, wenn in und um
den Tumor gespritzt wurde. Aus diesen Versuchen ging
das Präparat PLENOSOL hervor. 1954 veröffentlichte der
russische Forscher Chernov eine Arbeit über die Wirksamkeit der Mistel gegen hautnahe Tumorarten. Buhl zeigte
1961 den Effekt von ISCADOR® bei tumortragenden Mäusen, die mit ISCADOR® behandelt deutlich länger lebten
als unbehandelte Kontrolltiere. Vester identifizierte 1968
einen Eiweißkomplex, der die bisher höchsten tumorhem-
menden und zytostatischen Wirkungen aufwies. Müller
zeigte 1961 ein Polysaccharid, das stark tumorhemmend
wirkte. Franz und Luther zeigten 1975 bis 1985 die tumor-
hemmenden und immunstimulierenden Wirkungen der Mi-
stel-Lektine. Khwaja konnte 1980 durch alkaloidartige Substanzen aus der Mistel die Überlebenszeit tumortragender
Mäuse günstig beeinflussen.

Hier seien in der Übersicht nur einige Forscher aufgezeigt, die sich mit der Mistel stark verbunden hatten. In der Zwischenzeit ist die Mistelforschung fast unübersehbar geworden.

Gibt es auch Untersuchungen an Tieren?

Seit 1938 (Koch) gibt es eine Vielzahl von Untersuchungen an tumortragenden Tieren (Mäusen, Kaninchen und Meerschweinchen). Es wird heute jedoch versucht, Gewebekulturen einzusetzen, um Tierversuche aus ethischen Gründen zu vermeiden.

Für eine weitere Darstellung der Effekte bei tumortragenden Tieren sei auf die Literatur verwiesen.

Klinische Anwendung der
Misteltherapie

Welche Wirkungen sieht man bei der Anwendung von ISCADOR®?

Man sieht deutlich eine Steigerung der körpereigenen Abwehrkräfte im Sinne einer Immunstimulation, weiterhin eine Anregung der Wärmeorganisation. Viele Patienten berichten über eine Änderung ihres Wärmeorganismus in dem Sinne, daß sie nicht mehr frieren und manchmal leichte Fieberzustände haben. Weiterhin läßt sich eine Verbesserung des Allgemeinbefindens und der Leistungsfähigkeit feststellen. Der Appetit und der Schlaf werden verbessert, auch dann, wenn es nicht gelingt, den Tumor selbst zu verkleinern oder eine weitere Ausbreitung zu verhindern. Weiterhin ist eine deutliche Linderung tumorbedingter Schmerzen zu beobachten. Die Hauptwirkung aber besteht in der Hemmung des malignen Wachstums, wobei gesunde Gewebe nicht beeinträchtigt werden.

Welche Krankheiten können mit ISCADOR® behandelt werden?

Behandelt werden können alle bösartigen und gutartigen Geschwulsterkrankungen sowie alle bösartigen Erkrankungen und begleitenden Störungen der blutbildenden Organe, wobei hier einige Einschränkungen zu machen sind, die schon weiter oben behandelt wurden.

Weiterhin kann die Knochenmarkstätigkeit angeregt werden, und es läßt sich eine Vorbeugung gegen Geschwulstrezidive im Sinne einer Metastasenbildung feststellen. Auch definierte Präkanzerosen können mit ISCADOR® behandelt werden.

Was sind Präkanzerosen?

Gewebsveränderungen

Definierte Präkanzerosen sind zum Beispiel die Portiodys-
plasie, die Craurosis vulvae, die proliferierende Mastopathie im Stadium III, die Papillomatose der Blase, die Polypo-
sis des Dickdarmes, wie man sie zum Beispiel bei der
Colitis ulcerosa findet. Weiterhin das Ulcus callosum des
Magens.   *Geschwulst, gutartig*

Noch einmal sei darauf hingewiesen, daß das Präparat
ISCADOR® – wie schon im vorangegangenen bemerkt – zu
Lasten der gesetzlichen Krankenkasse nur dann verordnet
werden darf, wenn histologisch wirklich eine Krebskrankheit vorliegt. Bei den genannten Präkanzerosen ist aber
auch ohne Vorlage einer Histologie eine Misteltherapie
sinnvoll; diese muß allerdings dann privat bezahlt werden.

Können auch Sarkome mit ISCADOR® behandelt werden? bösartige Geschwulst

Sarkome sind sehr bösartige Krebsarten. Sie können ohne weiteres mit ISCADOR® behandelt werden, sollten jedoch zusätzlich mit dem Präparat CETRARIA PRÄPARATA angegangen werden. CETRARIA PRÄPARATA wird aus Cetraria Islandica, einem isländischen Moos, hergestellt.

Sind Metastasen auch behandelbar?

Nicht nur der maligne Primärtumor, sondern gerade auch die Metastasen sind eine Domäne der ISCADOR®-Therapie. Häufig gelingt es, die weitere Metastasen-Aussaat zu verhindern beziehungsweise die Metastasierung stationär zu halten.

Es ist verständlich, daß jeder Patient möchte, daß alle Metastasen zum Verschwinden gebracht werden. Dies ist leider oft ein unrealistischer Wunsch. Man kann jedoch davon ausgehen, daß Patienten häufig länger *mit* ihrem Tumor leben als unter massiven Therapien, die zwar die Metastasengröße oder -anzahl drastisch reduzieren, die Abwehrkraft des Patienten dabei aber so beanspruchen, daß einem fortschreitenden Tumorwachstum keine weitere Kraft entgegengesetzt werden kann und unter dem Gesichtspunkt der Überlebenszeit kein Vorteil für den Patienten erreicht werden kann.

Ein Sistieren der Metastasierung ist deshalb häufig schon ein großer Erfolg.

Werden die Metastasen wie der Primärtumor behandelt?

Die Metastasen werden grundsätzlich wie der Primärtumor behandelt. Das heißt, die Metastasierung eines Brustkrebses in der Leber wird nicht wie ein Leberkarzinom, sondern wie ein Brustkrebs behandelt.

Welche ISCADOR®-Präparate gibt es?

ISCADOR®-Präparate stehen aus Misteln von folgenden Wirtsbäumen zur Verfügung:

a) Viscum mali (Apfelbaummistel) – ISCADOR®M
b) Viscum pini (Kiefernmistel) – ISCADOR®P
c) Viscum quercus (Eichenmistel) – ISCADOR®Qu
d) Viscum ulmi (Ulmenmistel) – ISCADOR®U

Warum gibt es ISCADOR®-Präparate mit Metallzusätzen?

Diese Metallzusätze werden eingesetzt, um eine verstärkte Wirkung zu erzielen. Aus der anthroposophischen und der homöopathischen Medizin ist bekannt, daß Metallzusätze die Wirkung auf bestimmte Organe verstärken können.

Welche Metallzusätze gibt es für die ISCADOR®-Präparate?

Es gibt Silberkarbonat, Kupferkarbonat und Quecksilbersulfat. Die entsprechenden Präparate heißen für
- Silberkarbonat: M cum argentum und Qu cum argentum
- Kupferkarbonat: M cum cuprum und Qu cum cuprum
- Quecksilbersulfat: M cum HG, P cum HG, Qu cum HG und U cum HG.

Wie ist die Konzentration der Metallzusätze in den ISCADOR®-Präparaten?

Die Metallzusätze sind in einer Dosierung von 0,01 mg auf 100 mg Frischpflanzenextrakt berechnet.

Kann trotz einer amalgamausleitenden Behandlung mit einem Quecksilberzusatz behandelt werden?

Bei den Metallzusätzen handelt es sich um eine homöopathische Dosierung, diese kann niemals zu einer Kumulation des Quecksilbers im Patienten führen. Es kann deshalb trotz einer Amalgamsanierung mit diesen Präparaten behandelt werden.

Warum gibt es ISCADOR®-Serienpackungen?

Die Serienpackungen wurden deshalb entwickelt, um die Dosierung zu erleichtern.

Generell sollte nicht immer mit der gleichen Stärke behandelt werden, weil sonst der immunstimulierende Effekt nachläßt, da der Organismus sich an den Reiz gewöhnt.

Zu diesem Zwecke beginnen die ISCADOR®-Serienpackungen mit relativ niedrigen Konzentrationen, diese werden schrittweise gesteigert, die letzten drei Ampullen sind die Ampullen mit der höchsten Konzentration. Nach einer Pause wird dann wieder mit einer niedrigeren Konzentration begonnen. Empirisch haben sich diese Serienpackungen sehr bewährt.

Von den Serienpackungen sollte nur der erfahrene Therapeut abweichen.

Welche Serienpackungen gibt es für das ISCADOR®?

Für ISCADOR®M, P und Qu sind die Serienpackungen 0, I, II und III verfügbar, für ISCADOR®M cum argentum, ISCADOR®M cum Qu cuprum, ISCADOR®M cum HG, ISCADOR®P cum HG, ISCADOR®C cum Qu argentum, ISCADOR®Qu cum cuprum und ISCADOR®Qu cum HG ist die Serie 0 nicht verfügbar, hier muß man eventuell mit einer halben Ampulle Serie I beginnen.

Welche Konzentration enthalten die ISCADOR®-Dilutionen?

Die ISCADOR®-Dilutionen enthalten bei ISCADOR®M, P und Quercus jeweils eine dreiprozentige Lösung, für ISCADOR®P ist auch eine einprozentige Lösung verfügbar.

Welche Nebenwirkungen sind bekannt?

Als Nebenwirkung kennen wir eine leichte Steigerung der Körpertemperatur, die aber meistens nicht als Fieber verifiziert werden kann. Diese Temperaturerhöhung ist erwünscht. Weiterhin eine örtlich begrenzte entzündliche Reaktion um die Einstichstelle der subkutanen Injektion, die jedoch nur bei den ersten Injektionen auftritt.

Hier handelt es sich nicht um eine Allergie; diese Rötungen sind unbedenklich und ein Zeichen des Ansprechen des Patienten auf die verabreichte Dosis.

Kann oder soll man gegen diese Entzündungstendenz etwas tun?

Gegen diese Entzündungstendenz an der Einstichstelle ist grundsätzlich nichts zu unternehmen, es sei denn, daß der Patient sehr darunter leidet. Dann kann man am Anfang kühlende Umschläge mit Weleda Calendula-Essenz, Weleda Arnika-Essenz oder mit Mercurialis perennis 10%-Salbe geben. Bei Pruritus (Hautjucken) haben sich auch Combudoron®-Umschläge bewährt.

Gibt es auch ernstere Nebenwirkungen?

Bei Fieber über 38° mit allgemeinem Krankheitsgefühl oder bei größeren örtlichen Reaktionen über 5 cm Durchmesser sollte die nächste Injektion erst nach Abklingen der Symptome verabreicht werden. Außerdem sollte die nächste Gabe um die Hälfte der Konzentration reduziert werden. In seltenen Fällen können allergoide beziehungsweise allgemein-allergische Reaktionen auftreten, wie zum Beispiel ein generalisierter Juckreiz, eine Blasenbildung, bis hin zum Schüttelfrost, Atemnot und Schock. Hier muß natürlich das Präparat sofort abgesetzt und eine ärztliche Behandlung eingeleitet werden. Eine Desensibilisierungsbehandlung ist dann einzuleiten.

Gibt es tödliche Zwischenfälle nach ISCADOR®-Injektionen?

Solche Zwischenfälle sind nicht bekannt geworden. In meiner eigenen Praxis habe ich ernstzunehmende Zwischenfälle in zwölf Jahren nicht erlebt. Lediglich einmal kam es zu einem allergischen Geschehen mit Atemnot und Pulsbeschleunigung; dies konnte durch Kalzium und Gaben von antiallergischen Medikamenten behoben werden.

Generell muß jedoch davon ausgegangen werden, daß durch die allgemeine Zunahme der Allergien heute auch mit einer verstärkten Allergiebereitschaft auf ISCADOR®-Präparate gerechnet werden muß. Es ist deshalb anzuraten, eine Vortestung mit relativ kleinen Dosierungen vorzunehmen.

Weiterhin ist es wichtig, die Richtlinien zur Therapie mit ISCADOR® einzuhalten und nicht gleich primär mit sehr hohen Dosierungen zu beginnen.

Nach Injektion von ISCADOR® gibt es Knotenbildungen. Lösen sich diese wieder auf?

Eine ganze Reihe von Patienten entwickelt Schwellungen und Knotenbildungen im Bereich der Einstichstelle bei den ersten Injektionen. Nach zwei oder drei Serienpackungen sind diese Reaktionen wieder verschwunden; es gibt sehr wenige Patienten, bei denen die Injektionen zur Verhärtungen im Unterhautgewebe führen, die sich nur sehr langsam auflösen. Hierbei ist zu beachten, daß der Injektionsort häufig gewechselt werden sollte, so daß nicht immer der gleiche Reiz an die gleiche Injektionsstelle kommt.

Über welche Notfalleinrichtungen soll eine Praxis verfügen, die mit ISCADOR® therapiert?

Bei schweren Reaktionen muß sofort ein venöser Zugang beim Patienten gesucht werden, danach sind Plasmaexpander und Elektrolytlösungen und die Gabe von Adrenalin angezeigt. Es muß dann weiter darüber entschieden werden, ob Glucocorticoide intravenös gegeben werden müssen oder ob Kalziumgaben und die Gabe von Antihistaminika ausreichen.

Es müssen also in der Praxis Adrenalin-Präparate, Cortison-Präparate und Antihistaminika vorhanden sein, gleichzeitig die Möglichkeit zur Anlage einer Infusion. Weiterhin sollte die Praxis über die Möglichkeit der Sauerstoffgabe verfügen.

Diese Maßnahmen unterscheiden sich nicht von der Therapie bei generalisierten allergischen Reaktionen, wie sie auch durch andere Medikamente auftreten können. Deshalb sollte jede Arztpraxis über diese Möglichkeiten verfügen.

Für Kollegen, die in besonderen Fällen die Infusionstherapie mit ISCADOR® einsetzen, muß darüber hinaus noch die Möglichkeit vorhanden sein, den Patienten zu intubieren.

Kann ISCADOR® gleichzeitig mit der Chemotherapie verabreicht werden?

Die ISCADOR®-Behandlung kann und soll auch während einer Chemotherapie verabreicht werden. Gerade bei einer Chemotherapie kommt es ja therapiebedingt zu einer Verminderung der weißen Blutkörperchen, hier kann die Gabe von ISCADOR® stabilisierend wirken.

Dabei ist zu beachten, daß während einer Chemotherapie die Dosierung eventuell erhöht werden muß, das heißt, es muß stärker stimuliert werden. Dies ist jedoch individuell bei dem einzelnen Patienten zu prüfen. Generell wird die Verträglichkeit der Chemotherapie bei gleichzeitiger ISCADOR®-Therapie verbessert.

Kann ISCADOR® auch während einer Hormontherapie gegeben werden?

ISCADOR® kann neben allen Hormontherapien gegeben werden, sowohl neben den oralen Medikamenten als auch neben allen Medikamenten, die subkutan oder intramuskulär gespritzt werden müssen.

Es sollte darauf geachtet werden, daß ISCADOR® nicht in unmittelbarer Nähe von Hormonimplantaten, zum Beispiel Zoladex, gespritzt wird.

Da viele Hormontherapien einen rhythmusstörenden und temperatursenkenden Effekt haben, ist gerade hier eine Therapie mit ISCADOR® sinnvoll.

Kann ISCADOR® während der Strahlentherapie durchgeführt werden?

Häufig wird ausgesagt, daß ISCADOR® während einer Strahlentherapie abgesetzt werden sollte. Hier handelt es sich um eine falsche Aussage. Wichtig ist nur, daß ISCADOR® nicht in das Bestrahlungsgebiet selber injiziert wird. Es sollte mindestens eine Handbreit Abstand zum Bestrahlungsgebiet, das ja als Bestrahlungsfeld eingezeichnet wird, eingehalten werden.

Auch während einer Bestrahlungstherapie kommt es zu immundepressiven Effekten beim Patienten, eine ISCADOR®-Therapie ist deshalb hier unbedingt notwendig. Die Nebenwirkungen der Bestrahlung, auch im Sinne einer exzessiven Müdigkeit, können durch die ISCADOR®-Therapie gelindert werden.

Wie sollte die ISCADOR®-Therapie durchgeführt werden?

Man unterscheidet grundsätzlich zwei Phasen, eine Einleitungsphase und eine Erhaltungsphase.

Bei der Einleitungsphase ist es notwendig, die Reaktion des Patienten auf ISCADOR® abzuschätzen, um eine verstärkte Anfangsreaktion zu vermeiden. Man beginnt also mit einem schwachen Präparat. Das Vorgehen während der Erhaltungsphase hängt davon ab, wie der Zustand des Patienten ist, welche Begleittherapien durchgeführt werden (z.B. Chemotherapie oder Bestrahlungstherapie) und welchen Ausbreitungsgrad die Tumorerkrankung hat. Bei der Einleitungsphase beginnt man stets mit der Dosis 0,01 mg und steigert dann sehr langsam bis zur Erreichung der individuellen Dosis.

Begonnen werden sollte immer mit der Serie 0, möglichst ohne Metallzusatz. Bei einer deutlichen Reaktion des Patienten sollte auch in der Erhaltungsphase bei Serie 0 geblieben werden.

Bei Patienten, die auf Serie 0 keine Reaktion zeigen, sollte auf Serie I übergegangen werden, diese Serie I stellt die Hauptempfehlung dar.

Eine Überschreitung dieser Serie, das heißt der Übergang auf Serie II beziehungsweise Serie III, sollte den erfahrenen Therapeuten vorbehalten bleiben und nur dann durchgeführt werden, wenn keine Reaktion beim Patienten feststellbar ist.

Welche Reaktionen hier gemeint sind, wird weiter unten ausgeführt.

Sollte überhaupt keine Reaktion, auch nicht auf Serie III, zu erreichen sein, muß die ISCADOR®-Sorte gewechselt werden.

Wie kann man die individuelle Reaktion des Patienten erkennen?

Die individuelle Reaktionsdosis kann man erkennen an:

1. Besserung des Allgemeinbefindens und Linderung tumorbedingter Schmerzen,
2. Temperaturreaktion im Sinne einer leichten Steigerung der Körpertemperatur,
3. Besserung des immunologischen Status, das heißt eine Vermehrung der T-Helfer-Zellen und Reduktion der T-Suppressor-Zellen sowie einer Steigerung der eosinophilen Granulozyten und der absoluten Lymphozytenzahl,
4. lokale Entzündungsreaktion bis maximal 5 cm Durchmesser.

Welche Besserung des Allgemeinbefindens kann erreicht werden?

Unter Besserung des Allgemeinbefindens verstehen wir eine Zunahme des Appetites und des Gewichtes, eine Normalisierung des Schlafes, des Wärmeempfindens und der Leistungsfähigkeit sowie eine Besserung der psychischen Befindlichkeit.

Viele Patienten zeigen vermehrten Lebensmut unter der Behandlung und eine verstärkte Integration wieder in soziale Zusammenhänge.

Weiterhin kann man feststellen, daß tumorbedingte Schmerzzustände deutlich gebessert werden oder daß Medikamente, die für die Schmerztherapie notwendig sind, in ihrer Dosierung deutlich reduziert werden können.

Ist es wichtig, die Temperatur zu messen?

Zu Beginn der Misteltherapie war außer der Lokalreaktion die Temperaturmessung eine der wenigen Reaktionen am Patienten, die festgestellt werden konnten. Zur damaligen Zeit war selbst die Durchführung eines Differentialblutbildes ein größeres Unternehmen.

Eine Temperaturmessung ist jedoch nur dann sinnvoll, wenn die Ausgangstemperatur morgens vor dem Aufstehen gemessen und am späten Nachmittag gegen 18 Uhr kontrolliert wird, wobei vorher eine halbstündige Ruhephase im Liegen eingehalten werden muß. Wird diese Ruhephase nicht eingehalten, kommt man leicht in Gefahr, die Bewegungstemperatur zu messen, die mit der Reaktion auf ISCADOR® nichts zu tun hat. Physiologischerweise liegt die abendliche Temperatur etwas höher als die morgendliche Temperatur, eine Temperaturerhöhung muß damit mindestens 0,5 °C betragen, damit sie als wirkliche Temperaturreaktion eingestuft werden kann und nicht auf physiologische Verläufe zurückgeführt werden muß.

Patienten, die diese Kriterien einhalten können, sollten zu Beginn einer ISCADOR®-Therapie ihre Temperatur messen. Wichtig dabei ist, daß bekannt sein muß, welche Medikamente gleichzeitig eingenommen werden. So senken die meisten Schmerzmittel die Temperatur, auch antihormonelle Präparate haben einen temperatursenkenden Effekt. Dies muß mit berücksichtigt werden.

Ist die Temperaturmessung in der heutigen Zeit noch sinnvoll?

Nach meiner Ansicht hat die Temperaturmessung in der heutigen Zeit an Sinn verloren. Nachdem nun die Möglichkeit besteht, immunologische Phänomene beim Patienten vor und nach Beginn der Therapie zu messen, ist diesen Kriterien eine größere Trefferquote zuzuordnen, als dies bei der Temperaturmessung möglich war.

Ist der Patient also bei einem Arzt, der über die notwendigen Kontrollmöglichkeiten verfügt, kann sich die Temperaturmessung erübrigen.

Was versteht man unter dem immunologischen Status?

Der immunologische Status zeigt sich in einem Anstieg der Leukozyten und der Konzentrationsänderung der einzelnen Leukozyten-Subpopulationen. So verzeichnen wir zum Beispiel einen Anstieg der Granulozyten, besonders auch der eosinophilen Granulozyten. Weiterhin ist bei vielen Patienten der Immunstatus unharmonisch. So sind die T-Helfer-Zellen erschöpft, während die T8-Suppressor-Zellen massiv erhöht sind und die Natural-Killer-Zellen, die direkt Tumorzellen abtöten können, massiv vermindert sind. Eine Harmonisierung in diesem Bereich zeigt eine Verbesserung des immunologischen Status an.

Wie lange soll ISCADOR® gespritzt werden?

Bei den meisten Tumorarten muß man davon ausgehen, daß während der ersten zwei Jahre nach Primärtherapie 80 % der Rezidive und Metastasen auftreten. Deshalb ist es unbedingt notwendig, die ISCADOR®-Therapie über mindestens zwei Jahre durchzuführen.

Nach einer zweijährigen Therapiephase muß der behandelnde Arzt entscheiden, ob es möglich ist, die Serien, die gespritzt werden sollen, auseinanderzuziehen, das heißt also längere Pausen einzuführen. Dies hängt vom individuellen Risiko, vom Tumorausmaß und vom Risiko der eventuellen Metastasierung ab.

Gibt es notwendige Verlaufskontrollen?

Verlaufskontrollen im Sinne von Blutbildkontrollen sind obligatorisch. Welche Untersuchungen durchgeführt werden sollen, wird weiter unten abgehandelt.

Gibt es kritische Phasen der Misteltherapie?

Kritische Phasen der Misteltherapie sind insbesondere die Kombination mit immunsuppressiven Methoden, wie zum Beispiel Chemotherapie, Bestrahlungstherapie und Hormontherapie. Hier muß öfter kontrolliert werden und die Therapie dem Immunstatus des Patienten angepaßt werden.

In Zeiten seelischer oder körperlicher Belastung, zum Beispiel bei Viruserkrankungen, muß eine Intensivierung der Therapie vorgenommen werden.

Arbeitsplatzverlust, insgesamt alle Schicksalsschläge, die schlecht verarbeitet werden, müssen zu einer Intensivierung der Therapie führen.

Hierzu ist die genaue Kenntnis des Hausarztes notwendig, der die Lebensumstände des Patienten analysieren und entscheiden soll, welche Risiken hier individuell bestehen.

Wie häufig soll ISCADOR® gespritzt werden?

In der Regel wird ISCADOR® dreimal wöchentlich injiziert. Nach jeweils vierzehn Injektionen wird eine Woche Pause eingelegt.

Bei besonderem Risiko der Patienten kann auch jeden zweiten Tag eine Injektion durchgeführt werden, nach jeweils sieben Injektionen sollten dann drei Tage Pause eingelegt werden, am vierten Tag wird die Therapie weitergeführt.

Bei zufriedenstellendem Verlauf werden die Pausen mit der Zeit verlängert. So kann die einwöchige Pause im zweiten Behandlungsjahr auf zwei Wochen, im dritten Behandlungsjahr auf drei bis vier Wochen verlängert werden.

Zehn Serien (à sieben Ampullen) pro Jahr sollten jedoch nicht unterschritten werden.

In besonderen Situationen kann es auch sinnvoll sein, ISCADOR® täglich ohne Pausen zu verabreichen, so zum Beispiel bei einer fortgeschrittenen Erkrankung. Wenn die Dosierung jedoch so erhöht wird, muß regelmäßig immunologisch kontrolliert werden, um eine Überstimulation zu vermeiden.

Wie sieht eine Desensibilisierungs-behandlung aus?

Bei der Desensibilisierungsbehandlung injiziert man 0,1 ml ISCADOR® der Stärke 0,001 mg der verwendeten Sorte, jedoch ohne Metallzusatz, und steigert dann täglich um 0,1 ml bis zu einer Gesamtmenge von 1 ml. Es ist manchmal sinnvoll, dies auf mehrere Quaddeln zu verteilen.

Wichtig hierbei ist, daß diese Injektion dann nicht subkutan, sondern streng intrakutan erfolgen soll. Wird dann 1 ml ISCADOR® 0,001 mg ohne Reaktion vertragen, kann auf die nächste Konzentrationsstufe, das heißt ISCADOR® 0,01 mg, übergegangen werden, indem wieder mit 0,1 ml begonnen wird.

Kann man ISCADOR® selbst spritzen?

Häufig wird diese Frage gestellt, ob der Patient die Therapie zu Hause durchführen kann oder ob er sie in der Praxis bekommen soll.

Für beide Anwendungsgebiete ergeben sich verschiedene Gesichtspunkte.

Für viele Patienten ist es völlig unmöglich, jeden zweiten Tag oder dreimal wöchentlich in der Praxis zu erscheinen. Für andere ist es geradezu notwendig, den therapeutischen Impuls des Arztes bei der Injektion zu verspüren und die Spritze tagtäglich in der Praxis verabreicht zu bekommen.

Es muß also individuell entschieden werden, ob der Patient die Therapie allein oder mit Hilfe eines Arztes in der Praxis durchführt.

Für die normale Therapie hat es sich als günstig erwiesen, daß der Patient zu Hause allein spritzt. Er kommt zu regelmäßigen Kontrollen dann in die Praxis. Bei der Injektion zu Hause sollte darauf geachtet werden, daß nach der Injektion eine Ruhephase eingehalten wird. Geht der Patient in die Arztpraxis zum Spritzen, ist es häufig so, daß dieser Besuch in der Praxis mit verschiedenen Einkäufen kombiniert wird; dies fördert sicher nicht die Resorption des Heilmittels.

Soll morgens oder abends gespritzt werden?

Eigentlich soll in den frühen Morgenstunden gespritzt werden, insbesondere vor zehn Uhr, da in die physiologisch ansteigende Temperaturkurve hinein gespritzt werden soll.

Es gibt jedoch viele Patienten, bei denen eine starke morgendliche Unruhe herrscht, indem zum Beispiel der Ehemann und die Kinder das Haus verlassen und die von einer Krebskrankheit betroffene Ehefrau keine Ruhe findet, diese Therapie frühmorgens durchzuführen.

In diesem Falle ist es besser, abends in aller Ruhe zu spritzen und danach eine lange Ruhezeit zu haben.

Nach meinen Erfahrungen in der Praxis kann nicht davon ausgegangen werden, daß die Wirksamkeit der abendlichen Gabe schlechter ist als die morgendlichen Injektionen. Viel wichtiger ist die nachfolgende Ruhezeit, die ungefähr eine halbe Stunde betragen sollte.

Gibt es »Kniffe« für die Injektion?

Die Injektion soll streng subkutan erfolgen, dabei sollte das Präparat nicht mit anderen, auch nicht mit homöopathischen Medikamenten gemischt werden. Als Injektionsort empfiehlt sich die Tumornähe oder die Nähe des Gefährdungsgebietes, wobei der Abstand vom Tumor 3 cm betragen sollte, bei malignen Melanomen mindestens 10 cm. Dies gilt nur für bestehende Karzinome, die nicht operativ entfernt werden können.

Bei allen anderen Karzinomen ist davon auszugehen, daß dort injiziert werden sollte, wo dies am besten praktikabel ist. Es empfiehlt sich nicht immer, in operierte Gebiete zu spritzen, da dort häufig durch Vernarbungen oder Lymphstau die Resorption des Präparates nicht gesichert ist.

Wir empfehlen deshalb immer die Injektion in den Bauchbereich, wobei der Bauchnabel als Mittelpunkt eines Kreises genommen wird und jeden zweiten Tag im Uhrzeigersinn mit einer Handbreit Abstand zum Bauchnabel injiziert wird. Dabei sollen der Rock- oder Hosenbund ausgespart werden, um lokale Irritationen zu vermeiden.

Ausgewichen werden kann auf den Oberschenkel.

Der Oberarm, insbesondere bei operierten Mammakarzinomen, ist zu vermeiden.

Wie soll man spritzen?

Gespritzt werden soll streng subkutan, das heißt unter die Haut, wobei ein Winkel von 45° einzuhalten ist. Viele Patienten spritzen zu flach, das heißt man kann eine leichte Erhebung nach der Injektion an der Hautoberfläche sehen. Dabei wird zu sehr in den Bereich der Unterhaut gespritzt, hier verlaufen empfindliche Nervenstränge, es kommt dann zu vermehrten Schmerzen, aber auch zu allergischen Reaktionen.

Kann ISCADOR® auch intravenös gegeben werden?

Erfahrenen Therapeuten ist eine Infusionstherapie mit IS-CADOR® vorbehalten. Diese kann dann durchgeführt werden, wenn zum Beispiel vermehrt Tumorschmerzen vorliegen oder eine Progression des Tumorleidens festgestellt werden muß, die mit der normalen Therapie nicht aufzuhalten ist.

Eine Indikation für die Mistelinfusion ist des weiteren ein sehr schlechter Immunstatus, der trotz Steigerung der Therapie oder Wechsel auf eine andere ISCADOR®-Sorte nicht behoben werden kann.

Für die ISCADOR®-Infusion gibt es besondere Richtlinien, die hier nicht näher besprochen werden sollen, weil sie nur dem erfahrenen Therapeuten vorbehalten sind. Es muß immer mit einer starken allergischen Reaktion bei der Infusion gerechnet werden, deshalb muß der behandelnde Arzt die Intensivmedizin einschließlich Intubation beherrschen.

Kann ISCADOR® auch in Körperhöhlen eingebracht werden?

Bei malignen Ergüssen, zum Beispiel in der Pleura, kann ISCADOR® direkt instilliert werden, zum Beispiel im Anschluß an eine erfolgte Punktion. Dabei muß jedoch eine Vorbehandlung mit subkutaner ISCADOR®-Injektion bereits stattgefunden haben.

Weiterhin kann ISCADOR® auch intraperitoneal angewandt werden, zum Beispiel beim Vorliegen von Aszites.

Auch hierzu gibt es besondere Richtlinien, die dem erfahrenen Therapeuten vorbehalten sind.

Warum gibt es verschiedene Wirtsbäume?

Rudolf Steiner hat einige Angaben zur Verwendung der verschiedenen Wirtsbäume bei den Tumorarten gemacht. Viele weitere Gesichtspunkte sind empirisch gefunden worden. Früher hat man geglaubt, daß es nur eine anthroposophische Idee wäre, daß eine Apfelbaummistel sich deutlich von einer Eichenmistel unterscheidet.

Heute kann man gaschromatographisch und durch verschiedene Methoden der Mistel-Inhaltsforschung zeigen, daß z.B. diese beiden Mistelarten völlig verschieden sind und unterschiedliche Inhaltsstoffe haben. Es bleibt deshalb der Erfahrung des Arztes überlassen, das richtige Präparat für die einzelnen Tumorarten zu finden.

Welcher Wirtsbaum soll gewählt werden?

Grundsätzlich sollte nach dem Schema vorgegangen werden, das in den Richtlinien für die ISCADOR®-Behandlung in der Malignomtherapie enthalten ist.

Danach ist das Präparat ISCADOR®Qu insbesondere den Männern vorbehalten, während ISCADOR®M insbesondere bei Frauen eingesetzt werden sollte.

Die Metallzusätze ergeben sich nach homöopathischen und anthroposophischen Gesichtspunkten und differieren je nach Tumorart.

ISCADOR®-P sollte sowohl bei Männern und Frauen eingesetzt werden, je nachdem, welche Tumore vorliegen.

Dem erfahrenen Therapeuten ist es vorbehalten, diese Wirtsbäume auch zu wechseln, das heißt auch mit Eichenmisteln bei Frauen zu therapieren, wofür es bestimmte Gesichtspunkte geben kann.

Wie kann der Wirtsbaum gewechselt werden?

Der Wirtsbaum sollte dann gewechselt werden, wenn trotz Erhöhung der Dosierung, das heißt zum Beispiel trotz Übergang von Serienpackung I auf II oder gar III, keine Verbesserung der Lebensqualität, der Metastasierung oder des immunologischen Status stattfindet. Es kann dann zum Beispiel von ISCADOR®P auf ISCADOR®Qu übergegangen werden, wobei dann wiederum zu beachten ist, daß wieder mit Serie 0 beziehungsweise Serie I begonnen wird, es kann also nicht direkt von ISCADOR®P Serie III auf ISCADOR®Qu Serie III übergegangen werden.

In der Zwischenzeit gibt es ein spezielles Testverfahren, das austesten kann, auf welches Präparat beziehungsweise auf welchen Wirtsbaum der Patient am besten anspricht. Dies ist deshalb notwendig, weil es nur wenige Kriterien gibt zu entscheiden, auf welches Präparat gewechselt werden soll, wenn zum Beispiel die Wirkung eines Präparates nach einiger Zeit nachläßt.

Soll schon vor der Operation therapiert werden?

Die meisten Patienten kommen leider erst nach der Operation zur Behandlung mit ISCADOR®. Es wäre wünschenswert, vor einem solchen Eingriff schon zwei Serien ISCADOR® geben zu können, um den Körper bezüglich seines Immunsystems zu stimulieren, bevor die Operation einsetzt, die vielleicht eine Aussaat maligner Zellen im Körper hervorruft. Dies kann häufig passieren, insbesondere bei Tumoren, die nicht vollständig entfernt werden können.

Ist es vertretbar, die Operation um vier Wochen zu verschieben, um vorher ISCADOR® zu spritzen?

Diese Frage muß individuell entschieden werden. Man muß nur wissen, daß ein Mammakarzinom, das bei einer Patientin entdeckt wird, schon zwei bis drei Jahre zur Entwicklung gebraucht hat, bis es klinisch entdeckt werden konnte. Es ist deshalb unverständlich, warum manche Ärzte dann in eine Panik verfallen und die Operation bereits für den nächsten Tag ansetzen, wo doch eine so lange Verlaufszeit des Karzinoms anzunehmen ist.

Lange sollte man eine Operation allerdings nicht verschieben, weil natürlich immer von einer Metastasierungstendenz ausgegangen werden muß. Ich halte es bei den Patienten jedoch für vertretbar, mindestens eine Serie ISCADOR® zu geben, dies bedingt eine Zeit von 14 Tagen.

Es ist natürlich individuell zu prüfen, ob ein Patient mit der Gefahr eines Karzinoms leben kann und eine Operation für diese Zeit hinausschiebt.

Sollen die Tumormarker vor der Operation bestimmt werden?

Unter Tumormarkern verstehen wir bestimmte Stoffe, die von eventuellen Tumorzellen gebildet werden und die wir im Blut nachweisen können.

Bei den meisten Tumormarkern haben wir eine Trefferquote zwischen 50 bis 70 Prozent, das heißt es gibt eine ganze Reihe von Tumorpatienten, bei denen diese Tumormarker keine Aussage über einen möglichen Befall oder eine Metastasierung machen. Bei vielen Patienten sind die Tumormarker jedoch positiv und sollten unbedingt vor der Operation bestimmt werden. Sinken sie nach der Operation ab, hat man ein sehr verläßliches Instrument zur Hand, um davon ausgehen zu können, daß eine Metastasierung nicht eingetreten ist, solange diese Tumormarker dann im Normbereich bleiben. Hat man die erste Tumormarker-Bestimmung erst nach der Operation durchgeführt, weiß man nicht, ob die Tumormarker bei diesem Patienten tatsächlich anzeigen.

Kann ISCADOR® bestimmte Tumormarker verfälschen?

Es gibt eine Vielzahl von Tumormarkern. Bislang ist es nur bei dem (etwas veraltetem) Tumormarker TPA nachgewiesen, daß dieser durch ISCADOR®-Therapie erhöht ist. Bei diesem Tumormarker handelt es sich um ein sogenanntes »Tissue-Peptid-Antigen«, das heißt um ein Gewebsantigen. Da Gewebsreizungen bei ISCADOR®-Injektionen zu Beginn der Therapie relativ häufig sind, kann dieser Tumormarker ansteigen. Es handelt sich jedoch um den einzigen Tumormarker, bei dem eine Verfälschung nachgewiesen ist. Da der TPA-Wert jedoch bei der Diagnostik des Mammakarzinoms keine Rolle mehr spielt, ist diese Verfälschung zu vernachlässigen.

Wie lange soll eine ISCADOR®-Therapie beim Mammakarzinom durchgeführt werden?

Da das Mammakarzinom oft sehr spät metastasiert, ist eine sehr lange Therapiedauer anzustreben. Eine Mindesttherapiedauer würde ich bei fünf Jahren sehen, wobei im fünften Jahr nur noch sieben Serien ISCADOR® gegeben werden müssen, falls keine Metastasierung eingetreten ist und der Immunstatus entsprechend günstige Werte zeigt. Der Hausarzt muß individuell entscheiden, ob Risikofaktoren vorliegen, die eine Verlängerung der Therapie notwendig machen.

Gibt es Karzinome, die lebenslang mit ISCADOR® behandelt werden müssen?

Sobald eine Metastasierung eingetreten ist, darf die Therapie mit ISCADOR® nicht abgesetzt werden. Es muß ständig kontrolliert werden, ob der Patient noch darauf anspricht, eventuell muß der Wirtsbaum gewechselt beziehungsweise die Dosierung geändert werden.

Beim malignen Melanom sind in der Literatur noch nach 40 Jahren Hautmetastasen beziehungsweise Organmetastasen beschrieben worden. Bei diesem Karzinom muß also sehr lange, das heißt auch über 20, 30 Jahre therapiert werden, wobei über die Therapiehäufigkeit individuell entschieden werden muß.

Wie werden der Morbus-Hodgkin beziehungsweise die Non-Hodgkin-Lymphome behandelt?

Für die Therapie dieser Erkrankung empfehlen wir das Präparat ISCADOR®P cum HG Serie I, eine weitere Steigerung der Therapie sollte nicht durchgeführt werden, es sei denn, daß das Immunsystem dies unbedingt erfordert. Die Dosiserhöhung bei dieser Erkrankung sollte dem erfahrenen Therapeuten vorbehalten sein.

Als Zusatzbehandlung kann es sinnvoll sein, Colchicum Rh D5 als Ampullen zweimal wöchentlich subkutan zu injizieren.

Gibt es eine Behandlung für das Plasmozytom?

Die Behandlungsergebnisse sind nicht so gut wie bei Karzinomen, was die Reduktion des Ausdehnungsgebietes des Plasmozytoms angeht. Es gibt jedoch sehr gute Langzeitverläufe bezüglich der Schmerztherapie. Es sollte deshalb unbedingt ein Versuch ebenfalls mit ISCADOR®P, eventuell ISCADOR®P cum HG, jedoch nicht über Serie I, allenfalls Serie II hinausgehend, durchgeführt werden.

Gibt es Besonderheiten zu ISCADOR®M 5 mg Spezial / ISCADOR®Qu 5 mg Spezial?

Es handelt sich hier um Neuentwicklungen einer ISCA-DOR®-Konzentration mit definiertem und gleichbleibendem Lektingehalt; der Gesamt-Lektingehalt liegt für das ISCADOR®M 5 mg Spezial bei 250 ng/ml, für das ISCA-DOR®Qu 5 mg Spezial bei 375 ng/ml.

Es kann also bei diesen Präparaten ein gleichbleibender, in der Praxis bewährter Gesamt-Lektingehalt angegeben werden. Dieser wird durch Auswahl und Mischen geeigneter Mistelextrakte eingestellt und kontrolliert.

Über die Lektine wurde weiter oben berichtet. Sie gehören heute zu den interessantesten Inhaltsstoffen der Mistel.

Lösen die neuen Präparate ISCADOR®-Spezial die alten ISCADOR®-Präparate ab?

Grundsätzlich ist darauf hinzuweisen, daß diese neuen Präparate als Ergänzung und nicht als Ersatz des übrigen ISCADOR®-Sortimentes zu betrachten sind.

Insbesondere besteht kein Anlaß, bei Patienten, die auf andere Präparate eingestellt sind und einen guten Verlauf nehmen, diese Präparate zu verlassen.

Welche Einsatzmöglichkeit sehen Sie für IS-CADOR®-M und Qu 5 mg Spezial?

In meiner Praxis hat es sich bewährt, die Patienten generell zunächst auf die normalen ISCADOR®-Präparate einzustellen. Ausnahmen sind Patienten mit Tumorarten, die einer raschen Therapie bedürfen, so zum Beispiel Patienten mit einem inoperablen Pankreaskarzinom. Diese werden gleich primär mit ISCADOR®-Spezial behandelt.

Ein Umsetzen auf die Spezialpräparate erfolgt dann, wenn mit den normalen Präparaten keine Therapie möglich ist, das heißt daß weder eine Verbesserung der Lebensqualität noch des immunologischen Status erreicht werden kann.

Weiterhin bei Patienten, die über schwere Schmerzen, zum Beispiel durch Knochenmetastasen klagen.

Nach Durchführung einer Praxisbeobachtung an über hundert Patienten sind wir jetzt dazu übergegangen, alle Patienten, die unter einer gängigen Mistelanwendung Metastasierungen erlitten haben oder die primär mit schon bestehenden Metastasen zur Therapie kommen, mit den Spezialpräparaten zu behandeln.

Welche Erfolge sieht man mit den ISCADOR®-Spezialpräparaten?

Erstaunlicherweise findet man in der Gruppe der Patienten, die mit ISCADOR®-Spezial behandelt worden sind, eine ganze Reihe von Fällen, bei denen sogar Metastasen-Rückbildungen zu erzielen waren. Solche Metastasen-Rückbildungen beziehungsweise auch Remissionen anderer Form waren mit den bewährten Präparaten früher zumindestens in dieser Häufigkeit nicht zu erzielen.

Es bleibt abzuwarten, wie sich diese Therapie weiter entwickelt.

Muß mit ISCADOR®-Spezial anders therapiert werden?

Grundsätzlich sollte es so sein, daß vor der Ersttherapie mit ISCADOR®-Spezial bereits eine ISCADOR®-Serienpackung eines anderen Wirtsbaumes gegeben wurde, da die Reaktion auf die ISCADOR®-Spezialpräparate relativ stark sein kann.

Zunächst empfehlen wir, dreimal wöchentlich 1 ml einer Serienpackung subkutan zu spritzen, bei guter Verträglichkeit dieser Serie kann dann auf ISCADOR® Serie M / Qu 5 mg Spezial übergegangen werden.

Bei ISCADOR® M / Qu 5 mg Spezial sollte dann zwei- bis dreimal wöchentlich eine Ampulle subkutan injiziert werden. Pausen werden nicht durchgeführt.

Es empfiehlt sich weiterhin, die notwendige Dosierung sowohl der Befindlichkeit des Patienten als auch dem Immunstatus anzupassen.

Das heißt, auch hier ist es notwendig, auf die Besserung des Allgemeinbefindens, auf die Temperaturreaktion, auf den immunologischen Status und auf die lokale Entzündungsreaktion zu achten.

Im ersten Behandlungsjahr sind keine Therapiepausen vorgesehen, ab dem zweiten Behandlungsjahr kann nach jeweils 16 Injektionen eine Woche Pause eingelegt werden.

Gibt es Besonderheiten bei den ISCADOR®-Spezialpräparaten?

Besonderheiten sind insbesondere das verbesserte Ansprechen bezüglich der Immunstimulation, die Reduktion bestehender Tumorschmerzen sowie die deutliche Verbesserung des Wärmeorganismus.

Über die verbesserte Reaktion des Tumors wurde weiter oben berichtet.

Bei welchen Tumorarten gibt es einen Erfolg mit ISCADOR®?

Studien zeigen eine signifikante Verbesserung der Überlebenszeit durch ISCADOR®-Behandlung bei verschiedenen Stadien von Collum-, Ovarial-, Vaginal-, Mamma-, Magen-, Kolon-, Bronchus- und anderen Karzinomen. Alle genannten Karzinome zeigen also die Wirksamkeit der ISCADOR®-Behandlung an.

Besonderheiten bestehen bei der Therapie der Hodgkin- und Non-Hodgkin-Formen sowie bei der Behandlung der Leukämien und des Plasmozytoms. Darauf wurde bereits eingangen. Bezüglich der durchgeführten Studien wird auf die Literatur verwiesen.

Gesichtspunkte zur Immunologie

Was versteht man unter Immunregulation?

Wesentliche Aufgabe des Immunsystems ist die Sicherstellung der Individualität eines lebenden Organismus. Ohne dieses Element der Behauptung der individuellen Eigenschaften gegen fremde Informationsträger ist eine progressive Weiterentwicklung nicht möglich. Die Evolution setzt genetische Unterschiede der Individuen voraus, die durch ein aktives Immunsystem lebenslang aufrechterhalten werden. Dabei ist von zentraler Bedeutung die Regulation der immunologischen Erkennungs- und Abwehrmechanismen, das heißt die Regulation der immunologischen Aktivität. Zwei Bereiche der immunologischen Regulation sind zu unterscheiden: einmal der Bereich der Autoregulation des Immunsystems, der alle Einflüsse umfaßt, die im Immunsystem selbst generiert werden; zum anderen der Bereich regulatorischer Einflüsse, die in anderen Systemen des Organismus generiert werden, aber auch auf das Immunsystem regulierend wirken, so zum Beispiel hormonelle oder zentralnervöse Einflüsse, die von der Hypophyse oder dem Zwischenhirn ausgehen.

Verständlich werden die immunregulatorischen Mechanismen nur aus der Entwicklungsgeschichte der beteiligten Zellen, die alle von einer hämatopoetischen Stammzelle abgeleitet werden können und spezifische Funktionen durch Differenzierungsschritte erlangen. Die Ausdifferenzierung der Zellen, ihre Vermehrung und ihre Funktionsleistungen werden durch vielfache Faktoren reguliert, wobei häufig ein Feedback-Mechanismus besteht, der eine überschießende Reaktion verhindert.

Im Zentrum des Interesses stehen hier die Makrophagen, die T-Zellen und die B-Zellen, um die sich die verschiedenen Granulozyten und Mastzellen gruppieren. Ihre Interaktionen werden durch Zytokine reguliert, die sehr unterschiedlich sind.

Welchen Einfluß hat die Seele auf das Immunsystem?

In den letzten Jahren hat sich ein neuer Forschungszweig, die Psychoneuroimmunologie entwickelt. Diese Wissenschaft weist uns nach, daß auch das Gehirn an der Regulation des Immunsystems beteiligt ist. Schon früher war bekannt, daß Schicksalsschläge, die nicht völlig verarbeitet werden können, oder depressive Zustände einen unmittelbaren Einfluß auf das Immunsystem haben. Dies kann heute auch bis in Nervenstrukturen nachgewiesen werden.

Welche Untersuchungen gehören zu einem Immunstatus?'

Der Immunstatus umfaßt insbesondere die Differenzierung der immunkompetenten T-Zellen. Hier sind vor allem die sogenannten T-Helfer-Zellen und die T-Suppressor-Zellen von klinischem Interesse. Weiterhin die Natural-Killer-Zellen (NK), die direkt auf Tumorzellen einwirken können.

Wo kann ein solcher Immunstatus durchgeführt werden?

Eine Differenzierung der immunkompetenten Zellen kann in jedem großen Labor durchgeführt werden, das über die entsprechende Technik verfügt. Diese sind heute weit verbreitet, so daß in jeder größeren Stadt ein solches Labor existiert. Jeder behandelnde Arzt kann das Blut in ein solches Immunlabor einschicken. Wenn es sich um eine manifeste Krebskrankheit handelt, die immunmodulatorisch behandelt wird, werden in der Regel die Kosten der Untersuchung auch von den Krankenkassen getragen.

Was sind Helfer-Zellen?

Unter T-Helfer-Zellen (charakterisiert durch das Oberflächen-Antigen T4) verstehen wir Zellen, die die Aufgabe haben, ein Antigen zu erkennen, welches durch einen Makrophagen präsentiert wird. Weiterhin ist die Aufgabe der Helfer-Zelle die Aktivierung von B-Zellen zur Antikörperbildung über die Einschaltung von Plasmazellen, die Aktivierung von T8-(Suppressor)Zellen und die Aktivierung der Makrophagen zur Phagozytose.

Was sind Suppressor-Zellen?

Die Aufgaben der Suppressor-Zellen, die durch den Oberflächenmarker T8 gekennzeichnet sind, bestehen in der Auflösung der Zielzelle nach deren Erkennung, dies wird durch die Helfer-Zelle angezeigt. Darüber hinaus ist die Aufgabe der Suppressor-Zellen die Unterdrückung einer Immunantwort, um überschießenden Immunreaktionen entgegenzuwirken. Schließlich die Aufrechterhaltung der »Selbst«-Toleranz zusammen mit der Helfer-Zelle.

Was versteht man unter dem Lymphozyten-Transformationstest?

Der Lymphozyten-Transformationstest ist ein Test, der nachweist, ob Immunzellen immunkompetent sind. Häufig ist es so, daß durch unspezifische Reize oder biologische Medikamente die immunkompetenten Zellen vermehrt werden, das heißt, wir finden einen Anstieg der Lymphozyten, der T-Helfer-Zellen bei abnehmenden T-Suppressor-Zellen. Zu prüfen ist nun, ob diese Zellen auch tatsächlich aktiv sind, das heißt Tumorzellen erkennen und ihre tumorzerstörende Wirkung entfalten können. Häufig ist es leider so, daß es nur zu einer Stimulation der Zellzahlen kommt, ohne die Aggressivität dieser Zellen steigern zu können.

Der Lymphozyten-Transformationstest zeigt nun an, ob tatsächlich eine Aktivierung möglich ist, indem nicht nur Zellen gezählt werden, sondern diese Zellen auch eine Aktivität entwickeln müssen.

Es ist also in bestimmten Abständen eine solche Untersuchung durchzuführen, um zu prüfen, ob die Zellzahlen, die wir durch unsere Therapie erreicht haben, auch immunkompetent sind.

Welche klinische Bedeutung hat der Immunstatus?

Die quantitative Bestimmung der relativen und absoluten Mengen der Lymphozyten-Subpopulationen ist nicht nur für die Diagnose von immunologischen Erkrankungen, sondern auch für die Therapie von Bedeutung.

Man kann durch diese Untersuchung Defekte im Abwehrsystem, bedingt durch Verschiebung der Konzentrationen innerhalb der Lymphozyten-Subpopulationen diagnostizieren.

Vor allem die laufende Kontrolle während der Behandlung gibt dem Arzt die Möglichkeit, aus den Befund-Parametern für die Therapie weitere Konsequenzen zu ziehen.

Bei Tumorerkrankungen ist auffallend, daß oft eine immunsuppressive Lage vorherrscht. Dies zeigt sich häufig in einer Erhöhung der T-Suppressor-Zellen und einer Erniedrigung der T-Helfer-Zellen bei relativ niedrigen NK-Zellen.

Diese Immunsuppression finden wir häufig nach Chemotherapie, Bestrahlung oder Cortison-Behandlung.

Solche Veränderungen sieht man jedoch auch bereits vor der klinischen Diagnose eines Karzinoms, und man kann diese Untersuchung damit auch im Vorfeld verwenden.

Häufig sind auch Verschiebungen der absoluten Zellzahlen der Lymphozyten-Subpopulationen; insbesondere nach Chemotherapie oder Bestrahlung kommt es neben der Senkung der Gesamt-Leukozytenzahl auch zu einer absoluten Verminderung der Lymphozyten-Subpopulationen.

Welche immunologischen Resultate auf ISCADOR®-Behandlung sind bekannt?

Insbesondere sind Wirkungen auf Thymus und die Milz beschrieben worden, sowohl in Tierversuchen als auch in anderen Studien. Des weiteren eine stimulierende Wirkung auf die T-Lymphozyten und ein Ausgleich im Sinne einer Harmonisierung der verschiedenen Lymphozyten-Subpopulationen.

Auch gibt es Untersuchungen bezüglich der Wirkung auf die B-Lymphozyten beziehungsweise auf die humorale Immunantwort. Beschrieben ist auch die Wirkung auf die Gesamt-Lymphozytenanzahl, auf neutrophile und auf die eosinophilen Granulozyten. Der Einfluß auf die Aktivität der Granulozyten und auf die Aktivität der Makrophagen ist ebenfalls untersucht worden. Auch sind Wirkungen auf basophile Granulozyten und Mastzellen beschrieben.

Schließlich liegen Untersuchungen über die sogenannte peritumorale Reaktivität des Organismus vor, das heißt über die Veränderungen des Gewebes um den Tumor, wobei in diesem Bereich deutlich entzündliche Infiltrationen positiv zu bewerten sind.

Wie läßt sich die Wirkung des ISCADOR® auf immunologische Parameter zusammenfassen?

Durch viele Studien ist nachgewiesen, daß ISCADOR® die Zahl der Immunzellen erhöht, und zwar sowohl die Gesamt-Lymphozytenzahl als auch die Anzahl der Granulozyten. Es kommt dadurch zu einer verstärkten Immunkompetenz. ISCADOR® wirkt ausgleichend im Sinne einer harmonischen Regulation bei unharmonischen Verschiebungen im Bereich der verschiedenen Immunzellen, die ja regulatorisch miteinander zusammenarbeiten. Hier kommt insbesondere den Zytokinen ein großer Wirkungsbereich zu, die die Stimulation beziehungsweise die Hemmung unter den verschiedenen, an der Immunantwort beteiligten Zellen regulieren.

Es kann davon ausgegangen werden, daß ISCADOR® auf sehr viele Zytokine stimulierend wirkt, wobei auch hier insbesondere eine Harmonisierung stattfindet. Das heißt, auch zu hohe stimulatorische Effekte, die durch Tumorfaktoren bedingt sein können, werden durch ISCADOR® ausgeglichen.

Zusammenfassend kann gesagt werden, daß ISCADOR® die immunologische Kompetenz des Organismus wieder erhöht, so daß der Tumor als eigentlicher Feind erkannt und mit der Auflösung von Tumorzellen begonnen werden kann.

Oft ist der Tumor ja maskiert, das heißt, die Immunzellen können ihn als solchen nicht mehr erkennen.

Was sind Natural-Killer-Zellen?

Die Natural-Killer-Zelle ist entwicklungsgeschichtlich älter als die T-Lymphozyten. Wie der Name schon sagt, hat sie eine wichtige Funktion in der Tumorabwehr. Sie reguliert außerdem die B-Zell-Differenzierung und die Hämatopoese, das heißt die Blutbildung.

Was sind Makrophagen?

Makrophagen präsentieren die T-Zellen-Antigene und sensibilieren so die T-Zelle. Sie wirken zellzerstörend gegen Viren und Tumorzellen über den Mechanismus der Chemotaxis, enzymatisch oder durch Phagozytose. So spielen sie eine entscheidende Rolle in der zellulären Abwehr für Viren und Tumoren.

Was sind B-Lymphozyten?

B-Lymphozyten sind antikörperproduzierende Plasmazellen, die durch Antigene oder durch eine entartete Zelle stimuliert werden. Diese Antikörper dienen als Schutz gegen Infektionen und bilden auch Antikörper durch antigenen Reiz der Tumorzelle.

Was sind zirkulierende Immunkomplexe?

Zirkulierende Immunkomplexe entstehen bei der Reaktion eines Antigens mit einem Antikörper. Bei Tumorpatienten werden Antikörper als Antwort auf die Tumorzelle produziert. Diese tumorassoziierten Antikörper können mit entsprechenden Antigen-Substanzen zirkulierende Immunkomplexe bilden. Ab einer gewissen Konzentration werden diese Immunkomplexe von Makrophagen nicht mehr zerstört, sie lagern sich dann um den Tumor an und bilden eine Barriere, die eine aktive immunologische Reaktion gegen Tumorzellen verhindert. Sie blockieren ebenfalls die Makrophagen-Funktion und legen so einen entscheidenden Abwehrmechanismus gegen Tumorzellen lahm.

Prüfungsmethoden zur Anwendung von ISCADOR®

Welche Prüfmethoden für die ISCADOR®-Therapie gibt es?

Generell gibt es ganz verschiedene Möglichkeiten, die Reaktion auf ISCADOR® zu beurteilen. Zunächst ist die Fieberreaktion zu beobachten, des weiteren vor allem eine Änderung der Befindlichkeit. Weiterhin können aus dem Differentialblutbild, aus der Reaktion der eosinophilen Granulozyten und aus dem Verhalten des C-reaktiven Proteins Schlüsse gezogen werden.

Auch der Multitest Mérieux und die Durchführung subkutaner Hautteste zeigen Reaktionen des ISCADOR® an.

Die sogenannten LGL-Zellen (large-granular-lymphocytes) gehören zu bestimmten immunologischen Zellen, die zur Differenzierung der Immunantwort herangezogen werden können.

Der Immunstatus stellt die eingehendste Betrachtungsweise der Reaktion auf ISCADOR® dar.

Reicht die Messung der Fieberreaktion?

Rudolf Steiner hat darauf hingewiesen, daß ohne Erzeugung von Fieber keine Wirksamkeit der Misteltherapie eintreten wird. Wir wollen also durch die Misteltherapie eine Temperaturreaktion erreichen, über die Schwierigkeiten der Temperaturmessung wurde weiter oben berichtet.

Wenn eine Temperaturmessung durchgeführt wird, müssen bestimmte Mindestkriterien eingehalten werden.

Es sollte dabei mindestens eine Temperaturerhöhung von 0,8 °C, besser 1 °C erreicht werden. Zu berücksichtigen ist, ob Patienten Schmerzmedikamente oder fiebersenkende Medikamente einnehmen.

Bei der Temperaturkurve ist es wichtig, eine Woche vor Beginn der Misteltherapie die Temperaturmessung zu beginnen, so daß man einen Ausgangswert hat.

Beurteilt werden insbesondere die Erhöhung der Temperaturamplitude, das heißt das Ansteigen der Temperatur um mindestens 0,8 °C, die von der physiologischen Temperaturkurve deutlich unterscheidbar sein muß.

Weiterhin ist zu prüfen, ob die Harmonisierung einer sonst chaotischen Temperatur eintritt. Bei vielen Krebspatienten gibt es starre, chaotische Temperaturverläufe, diese können durch ISCADOR®-Therapie wieder harmonisiert werden.

Zum weiteren Studium sei auf die Literatur verwiesen.

Welche Befindlichkeitsänderungen können erreicht werden?

Beschrieben worden sind eine Verbesserung des Schlafes, eine Zunahme des Appetites sowie eine massive Abnahme der tumorbedingten Schmerzen.

Gleichzeitig kommt es zu einer Steigerung der körperlichen Aktivität, verbunden mit einer Verbesserung der Gemütslage und auch einer Verbesserung der geistigen Aktivität.

Viele Patienten verharren nicht mehr im »Würgegriff« der Krebskrankheit, sondern versuchen, wieder ein aktives Leben zu führen.

Man kann jedoch nicht davon ausgehen, daß die Befindlichkeit des Patienten als einziges Kriterium für die Dosierung der Therapie eingesetzt werden kann. Dies liegt zum einen darin, daß viele Patienten eben eine Begleittherapie im Sinne einer Chemotherapie oder eine Bestrahlung erhalten, die die Lebensqualität massiv beeinträchtigt.

Was ist unter »epileptiformen Reaktionen« zu verstehen?

Rudolf Steiner beschreibt an verschiedenen Stellen seines medizinischen Gesamtwerkes die Wirkung der Misteltherapie auf die sogenannten Wesensglieder, das heißt insbesondere auch auf das Verhältnis des ätherischen Leibes zum astralischen Leib. Hierbei führt er aus, daß, wenn eine gewisse Mistelwirkung zustande gebracht wird, der ätherische Leib den physischen Leib zu stark ergreift und Krampfanfälle entstehen können. Er gibt sogar an, daß gerade durch die Misteltherapie und durch die Mistelwirkung das eigentümliche Gefühl, jeden Augenblick umfallen zu können, auftreten würde.

Wir haben durch verschiedene Untersuchungen versucht nachzuweisen, ob diese epileptiformen Reaktionen bei unseren Patienten auftreten. Von 116 Patienten konnten wir nur bei drei Patienten eine solche Reaktion nachweisen.

Vielleicht muß man jedoch hier die Beobachtung erweitern, da viele Patienten diese Reaktion als Kreislaufreaktion oder als Reaktion auf Chemotherapie oder Hormontherapie schildern und man nicht daran denkt, daß auch die Misteltherapie eine solche Wirkung haben könnte.

Insgesamt erscheint das Kriterium jedoch als zu schwach, um danach die Wirksamkeit der Therapie prüfen zu können.

Welche Bedeutung hat das Differentialblutbild?

Die Durchführung eines Differentialblutbildes vor Beginn einer Therapie mit ISCADOR® und im Verlauf einer solchen Behandlung sehen wir als Minimaldiagnostik an, die unverzichtbar ist.

Bei jedem Patienten sollte zu Beginn der Therapie ein solches Differentialblutbild angefertigt werden, je nach Ausgangslage muß dann unterschiedlich stark therapiert und im Verlauf der Therapie die Dosierung angepaßt werden.

Die Dosierung soll so gewählt werden, daß die Gesamt-Leukozytenzahl unter der Therapie ansteigt. Wünschenswert sind Leukozytenzahlen von mindestens 6000, diese werden von Tumorpatienten häufig nicht erreicht.

Unter der Therapie sollten diese primär erniedrigten Leukozyten also zumindestens auf 6000 ansteigen, dann kann man von einer ausgewogenen Dosierung ausgehen.

Bei Tumorpatienten mit Chemotherapie und Bestrahlung sind die Leukozyten oft auf um die 3000 reduziert, hier würden wir den Anstieg um mindestens 2000 fordern, um von einer Wirksamkeit der Misteltherapie ausgehen zu können.

Bei einigen Patienten gibt es auch eine Überstimulation. Wenn zum Beispiel die ISCADOR®-Serien zu schnell gesteigert werden, können relativ hohe Leukozytenzahlen entstehen, es muß dann entsprechend reduziert werden.

Wie sind die Lymphozytenzahlen zu interpretieren?

Wir gehen bei Krebspatienten von einer wünschenswerten Anzahl von 2500 peripheren Lymphozyten aus. Es ist hierbei wichtig, nicht auf den prozentualen Anteil an der Gesamt-Leukozytenzahl zu vertrauen. Geht man zum Beispiel von einem Wert von 44 Prozent Lymphozyten aus, klingt dies sehr gut, wenn diese 44 Prozent Lymphozyten jedoch berechnet werden bei insgesamt nur vorhandenen 2500 absoluten Leukozyten, treten natürlich nur niedrige Absolutzahlen auf.

Das Ziel von 2500 absoluten Lymphozyten sollte schrittweise erreicht werden, bei vielen Krebspatienten finden wir zu Beginn der Therapie Lymphozytenzahlen von nur 1000 bis 1200 vor.

Wichtig ist dabei, daß nicht zu schnell stimuliert wird, sondern daß langsam über Serie 0, Serie I bis eventuell Serie II therapiert wird und ein Zeitraum von ungefähr drei Monaten für diese Stimulation eingehalten wird.

Sollte nach drei Monaten nicht der gewünschte Effekt eingetreten sein, ist die Dosierung zu steigern oder die ISCADOR®-Sorte zu wechseln.

Was kann über den eosinophilen Granulozyten ausgesagt werden?

Der eosinophile Granulozyt gilt heute als potente zytotoxische Effektorzelle, er tritt häufig bei allergischen Erkrankungen, aber auch Tumorerkrankungen auf. Nach neueren Untersuchungen ist er damit eine wichtige Abwehrzelle bei tumorösen Erkrankungen.

Die Funktion des eosinophilen Granulozyten wird durch Lipid- und Proteinmediatoren aus Mastzellen bzw. Lymphozyten reguliert.

Insbesondere das Major-Basic-Protein des eosinophilen Granulozyten ist für unsere Therapie interessant, da es zytotoxisch für Tumorzellen ist.

Wichtig aus der Reihe der im eosinophilen Granulozyten enthaltenen enzymatischen Proteine ist auch die eosinophile Peroxydase, die toxisch für Mikroorganismen und Tumorzellen ist.

Bei den eosinophilen Granulozyten sollte eine absolute Anzahl von 400 erreicht werden.

Stellt die Stimulation der eosinophilen Granulozyten einen Prognosefaktor dar?

Dies kann man bejahen. Unsere Untersuchungen haben gezeigt, daß nach Auswertung von über 700 Tumorpatienten die Patienten mit einem sehr guten Tumorverlauf, das heißt mit einer langen Überlebenszeit, trotz einem schlechten Tumorstadium oder sogar mit einer Tumorremission, das heißt einer Rückbildung der Tumormasse, in die Gruppe der Patienten gehören, bei denen sich die eosinophilen Granulozyten steigern lassen.

Es gibt nur wenige Patienten mit gutem klinischen Verlauf, bei denen diese Reaktion nicht zu beobachten ist.

Es ist also verstärkt in Zukunft darauf zu achten, wie die eosinophilen Zellen reagieren, um einen Hinweis dafür zu erhalten, wie genau ein Tumorpatient überwacht und wie stark er immunstimulatorisch behandelt werden muß.

Dabei ist zu beachten, daß die maschinellen Auszählungen der eosinophilen Granulozyten häufig sehr fehlerhaft und therapeutisch überhaupt nicht zu verwerten sind. Man sollte sich die Mühe machen, die eosinophilen Granulozyten selbst zu zählen, wenigstens in Abständen, um eine exakte Aussage darüber zu erhalten, ob tatsächlich eine Stimulation stattfindet.

Wir haben schon Fälle gesehen, in denen von zehn Prozent eosinophilen Zellen gesprochen wurde, während die Auszählung durch das Mikroskop nur einen Wert von ein bis zwei Prozent ergab.

Ist das C-reaktive Protein verwertbar für die Aussage einer Immunstimulation durch ISCADOR®?

Das C-reaktive Protein ist ein sogenanntes Akut-Phasen-Protein.

Das Zytokin Interleukin-1, das durch Monozyten produziert wird, regt über die Wirkung des Interleukin-1 auf die Hepatozyten die Bildung von C-reaktivem Protein an.

Natürlich wäre es am besten, wenn man das Interleukin-1 selber direkt bestimmen könnte; dies ist jedoch aus Kostengründen nicht möglich.

Die Menge des gebildeten C-reaktiven Proteins kann jedoch als Maß für die Bildung des Interleukin-1 dienen. Damit kann eine Aussage gemacht werden, ob der Patient unter der individuellen Dosierung tatsächlich Interleukin-1 und damit eine immunregulatorische Substanz produziert.

Die Untersuchung des CRP ist relativ leicht durchzuführen, es ist jedoch zu beachten, daß bei bakteriellen Infektionen, viralen Infektionen, bei nichtinfektiösen entzündlichen Erkrankungen sowie bei Herzinfarkt, Schwangerschaft und nach Operationen erhöhte CRP-Konzentrationen gemessen werden.

Wenn aber keine Infektion des Patienten vorliegt, weiterhin eine Operation mindestens drei Monate zurückliegt und auch eine Schwangerschaft ausgeschlossen ist, läßt sich das CRP als Diagnostikmethode einsetzen.

Zu beachten ist, daß die normale Konzentration zwischen 10 bis 40 mg/l beträgt, in Ausnahmefällen auch bis 60 mg/l.

Es handelt sich hier um ein relativ träges System, erst eine Erhöhung des CRP auf über 100 mg/l läßt uns eigentlich beweisen, daß der Patient tatsächlich auf ISCADOR® immunstimulatorisch reagiert.

Da das CRP jedoch leicht in der Praxis bestimmt werden kann, kann es auch bei ISCADOR®-Infusionen als Parameter eingesetzt werden, ob der Patient überhaupt immunstimulatorisch reagiert.

Eine Reaktion des CRP auf Werte nur um die 50 mg/l kann therapeutisch dann nicht verwertet werden.

Wie stehen Sie zu der Anwendung des Multitests Mérieux zur Beurteilung der Wirksamkeit?

Die Anwendung der verschiedenen Hauttests zur Überprüfung der zellvermittelten Immunreaktivität gründet sich auf der Erkenntnis, daß nach intrakutaner Verabreichung von Antigenen, mit denen sich das Immunsystem bereits auseinandergesetzt hat, eine typische lokale Hautreaktion vom verzögerten Typ auftritt. Dieses soll als Maß für die aktuelle Funktionsfähigkeit der zellvermittelten Immunreaktivität gegen das jeweilige Antigen dienen.

In großen Studien kann man nachweisen, daß sich in Abhängigkeit vom Tumorstadium die Multitest-Werte ändern. Die Intensität der Hautreaktionen korreliert auch mit der Überlebenszeit der Patienten.

Auch hier muß angemerkt werden, daß das System relativ träge ist.

Nach unseren eigenen Auswertungen läßt sich das System nicht dafür heranziehen, ob tatsächlich eine Stimulation auf das ISCADOR® stattfindet. Es läßt sich höchstens feststellen, wie schwer insgesamt die Immunlage des Patienten gestört ist.

Ist die Bestimmung der LGL-Zellen (large-granular-lymphocytes) sinnvoll?

LGL-Zellen sind immunkompetente Zellen, die durch spezielle Färbetechnik und Meßtechnik sichtbar gemacht werden können.

Die LGL-Zellen dienen bei der ISCADOR®-Therapie als guter Verlaufsparameter zur individuellen Dosiseinstellung, da die Dosiswirkungsbeziehung zum Beispiel bei der Therapie mit Serie I, Serie II und Serie III klar abgelesen werden kann.

Die Schwierigkeit besteht darin, ein Labor zu finden, das die entsprechende Diagnose zuverlässig erstellt. Dies ist heute nur in wenigen Labors möglich.

Welche Bedeutung hat der Immunstatus für die ISCADOR®-Therapie?

In einer neueren Veröffentlichung (siehe Literaturverzeichnis) ist bei 308 Patientinnen, die an einem Mammakarzinom erkrankt waren, der zelluläre Immunstatus vorgenommen worden.

Dabei waren bei einem Großteil der Patientinnen Immunzelldefizite festzustellen, die sich, abhängig vom Krankheitsstatus und vorheriger Chemotherapie oder Bestrahlung, in reduzierten Anteilen der verschiedenen Lymphozyten-Subpopulationen ausdrücken. Dabei zeigten sich insbesondere verminderte T-Lymphozyten oder NK-Zellen.

Bei Patientinnen nach Chemotherapie oder Bestrahlung waren darüber hinaus auch die B-Lymphozyten vermindert.

Bei einer ganzen Reihe von tumorbelasteten Patientinnen, das heißt Patientinnen mit Metastasen, trat jedoch nicht selten ein erhöhter Anteil an aktivierten T-Lymphozyten und ein Anstieg der NK-Zellen auf. Dies weist darauf hin, daß das Immunsystem bei einem Teil der Patientinnen durchaus noch in der Lage war, auf das Tumorgeschehen sinnvoll zu antworten.

Wenn man eine solche Arbeit genau durchschaut, dann sieht man, daß der Ausgangs-Immunstatus bei einer Vielzahl von Patienten ganz unterschiedlich sein kann.

In einem weit fortgeschrittenen Tumorstadium kann der Immunstatus sehr schlecht sein, er kann jedoch auch hochstimuliert sein, vielleicht weil der Organismus sozusagen in

»letzter Sekunde« gemerkt hat, daß er etwas gegen die weitere Ausbreitung der Tumorzellen unternehmen muß.

Man kann also nicht von vornherein davon ausgehen, daß ein Patient in einem schwerkranken Stadium hochdosiert mit ISCADOR® behandelt werden muß, während zu Beginn einer Tumorerkrankung nur mit relativ niedrigen Dosierungen gearbeitet werden muß.

Es ist geradezu so, daß wirklich ganz individuell entschieden werden soll, in welcher Stärke eine Behandlung bei dem einzelnen Patienten gewählt werden muß.

Wichtig ist auch zu wissen, daß jeder Patient individuell auf Chemotherapie und/oder Bestrahlung reagiert, das heißt, man kann nie vorhersagen, ob die Immunkompetenzen durch die genannten Therapien wirklich massiv oder nur leicht gestört sind.

Aus dem Vorgenannten ergibt sich, daß eine immunstimulierende Therapie keine »Schematherapie« sein kann. Nur eine individuelle Therapie bringt das gewünschte Ergebnis.

Welche Zellzahlen sollten beim Immunstatus erreicht werden?

Zusammenfassend kann gesagt werden, daß das Immunsystem die Krebserkrankung deutlich widerspiegelt und immunologische Untersuchungen im Verlauf einer Krebserkrankung dem erfahrenen Therapeuten Hinweise auf die Dosierung geben können.

Generell sollte als therapeutisches Ziel ein Immunprofil mit folgenden Werten erreicht werden:

1. Die Gesamt-Lymphozytenzahl sollte um die 2000 liegen.
2. Die T4-Helfer-Zellen sollten sich zwischen 42 und 46 % befinden.
3. Die T8-Suppressor-Zellen sollten einen Bereich von 23 % nicht übersteigen.
4. Die Natural-Killer-Zellen sollten zwischen 7 und 10 % angesiedelt sein.

Weiterhin ist auf den Verlauf zu achten. Eine Verbesserung des immunologischen Status mit einer Verbesserung des Lymphozyten-Transformationstestes (siehe dort) zeigt eine Verbesserung der Prognose an. Ein Sistieren eines schlechten Immunstatus beziehungsweise eine Verschlechterung zeigt eine beginnende Metastasierung oder eine Progredienz der Tumorerkrankung an.

Erfolge der ISCADOR®-Therapie

Gibt es klinische Erfolge der Misteltherapie?

Bisher sind über 40 klinische Studien über die ISCADOR®-Behandlung bei verschiedenen Tumorarten erschienen.

Dabei handelt es sich zum großen Teil um retrospektive Studien, aber auch um prospektive, randomisierte Studien.

Bei retrospektiven Studien wird nach einigen Jahren der Therapie eine Bilanz gezogen und der Erfolg der Therapie mit Zahlen aus der Literatur verglichen. Bei prospektiven, randomisierten Studien wird ein Studienziel festgelegt, eine Therapie festgeschrieben und der Patient einer Zufallsgruppe zugeteilt. Dabei ist weder dem therapierenden Arzt noch dem zu therapierenden Patienten bekannt, ob er mit einem Placebo oder mit dem wirksamen Bestandteil der Therapie behandelt wird.

Da wir als anthroposophische Ärzte von der Wirksamkeit der Misteltherapie überzeugt sind, was sich auch auf langjährige Erfahrungen gründet, wäre es für uns ärztlich unethisch, einem Patienten eine Misteltherapie vorzuenthalten.

Es geht also nicht an, daß einem Patienten, der in der Praxis zur Therapie erscheint, eine solche Behandlung verweigert oder einem Zufallsprinzip unterworfen werden kann.

Dies reduziert die Möglichkeiten, randomisierte, prospektive Studien durchzuführen.

Sind randomisierte, prospektive Studien notwendig?

Nach meiner eigenen Ansicht sind solche Studien nicht notwendig, da sie ethisch nur schwer zu vertreten sind. Außerdem erscheint es erheblich sinnvoller, gut dokumentierte Einzelfälle zu betrachten beziehungsweise sogenannte »matched pairs« zu bilden, das heißt Patienten mit gleichem Verlauf beziehungsweise gleicher Ausgangslage zu finden und diese dann entsprechend zu dokumentieren.

Der gut dokumentierte individuelle Verlauf sagt sehr viel mehr über die Heilmöglichkeiten eines Präparates aus als große Statistiken, bei denen Feinregulationen in der Vielzahl der Patienten hängenbleiben müssen.

Zu beachten ist ferner, daß die meisten Medikamente, die wir heute in der Schulmedizin verwenden, an retrospektiven Studien getestet worden sind.

Welche Erfolge gibt es beim Brustkrebs der Frau?

Hierzu existieren drei Studien der Lukasklinik/Arlesheim. Eine erste Studie, die retrospektiv durchgeführt wurde, zeigte, daß von 319 Patientinnen, die ausreichend mit ISCA-DOR® behandelt worden waren, nach zehn Jahren immer noch mehr am Leben waren gegenüber den 228 Patienten, die keine ausreichende ISCADOR®-Therapie erhalten hatten (weil diese z.B. vom Hausarzt nicht übernommen wurde).

Für das klinische Stadium I (Brustkrebs ohne Lymphknotenbefall) betrug das Verhältnis 65 Prozent zu 38 Prozent, für das Stadium II (Brustkrebs mit Lymphknotenbefall) 33 Prozent zu 17 Prozent.

Eine zweite Studie stellte einen historischen Vergleich zwischen Patientinnen dar, die ausreichend und langfristig mit ISCADOR® behandelt wurden, und solchen, die ihre Therapie mit ISCADOR® bald abbrachen.

Hier war die durchschnittliche Überlebenszeit für Patientinnen, die mit ISCADOR® behandelt wurden, fast doppelt so lang wie für Patientinnen, die ungenügend behandelt wurden.

Eine dritte, retrospektive Studie, ebenfalls bei rezidivierenden und metastasierenden Spätstadien, ergaben ähnliche Resultate.

In der Praxis läßt sich die Wirksamkeit der Misteltherapie bei Mammakarzinom-Patientinnen deutlich darstellen. Nach eigenen Erfahrungen gibt es eine Vielzahl von Patientinnen, die von der Therapie deutlich profitieren, das heißt, die mit Sicherheit in einem metastasierenden Stadium länger leben, als sie dies ohne diese Therapie getan hätten.

Bei welchen anderen Krebsarten gibt es Studien über ISCADOR®?

Weitere Studien gibt es bei der Therapie des Ovarialkarzinoms, beim Gebärmutterhalskrebs, beim Kolon- und Rektumkarzinom sowie beim Blasenkrebs.

Ebenso sind Studien beim Lungenkrebs, beim Magenkrebs, beim Hautkrebs und bei den Pleurakarzinosen durchgeführt worden.

Den Studien ist gemeinsam, daß die Patientengruppen, die mit ISCADOR® behandelt worden sind, insgesamt eine längere Überlebenszeit hatten; bei Studien, die die Befindlichkeit mehr in den Mittelpunkt stellten, zeigte sich eine deutliche Steigerung der Befindlichkeit der Patienten gegenüber anderen Therapien.

Zum Studium der Erfolge sei auf die Literatur verwiesen.

In der neueren Zeit wird auch vor der ISCADOR®-Therapie gewarnt. Welche Hintergründe hat dies?

Je mehr Informationen über das Immunsystem bekannt werden, desto differenzierter werden die Ansichten, die daraus resultieren können.

Nachdem man festgestellt hat, daß unter der ISCADOR®-Therapie eine Vielzahl von immunwirksamen Substanzen produziert werden, zu denen zum Beispiel die Zytokine gehören, hat man jetzt auch sogenannte Zytokin-Rezeptoren für verschiedene Krebsarten gefunden. So haben solche Zytokin-Rezeptoren zum Beispiel die Ovarialkarzinome und die Nierenkarzinome. Aber auch für weitere Tumorarten ist dies beschrieben.

Es stellte sich nun die Frage, ob die vermehrte Zytokin-Produktion unter ISCADOR®-Therapie auch zu einer Stimulation bösartiger Zellen führen könnte.

Dazu muß gesagt werden, daß von keiner Seite bislang solche Ergebnisse vorgelegt werden konnten. Weder bei den verschiedenen Studien noch bei Untersuchungen in den verschiedenen anthroposophischen Kliniken zeigte sich eine solche Gefahr.

Bei vielen Patientinnen, die in unserer Praxis mit Ovarialkarzinom behandelt worden sind, zeigte sich eine längere Überlebenszeit, als dies durch Chemotherapie möglich war.

Insbesondere Patientinnen, die schulmedizinisch austherapiert waren, zeigten eine längere Überlebenszeit, als dies aus der Literatur bekannt ist.

Es kann deshalb in gar keinem Fall davon ausgegangen werden, daß eine Stimulation maligner Zellen durch Mistelextrakte stattfindet.

Wie neuere Untersuchungen zeigen, wirken die Mistelpräparate harmonisierend auf die Zytokine, das heißt, Zytokin-Fraktionen, die unter der Tumorerkrankung vermindert waren, ließen sich deutlich steigern, während auf der anderen Seite im Übermaß sezernierte Zytokine auf ein normales Maß zurückgingen.

In diesem Sinne kann davon ausgegangen werden, daß durch diese Harmonisierung eine verbesserte immunologische Kompetenz erreicht wurde; eine Stimulation durch diese Harmonisierung scheint ausgeschlossen zu sein.

Welche Erfolge gibt es beim malignen Melanom?

Das maligne Melanom gehört zu einer Tumorgruppe, die sehr gut auf immunmodulatorische Therapien reagiert. So hat man ja auch in den früheren Jahren schon mit anderen Medikamenten (z.B. BCG) Versuche der Immunstimulation gemacht.

Eine Studie an der Dermatologischen Universitätsklinik Basel zeigt eine deutliche Verlängerung der Überlebenszeit für Patienten, die mit ISCADOR® behandelt worden sind. Diese Studie läßt sich durch weitere Beobachtungen decken. Wir haben in unserer Praxis eine eigene Beobachtung bei Melanom-Patienten durchgeführt. Durchweg zeigt sich eine Verlängerung der Überlebenszeit, es wurden sogar bei drei Patienten Rückbildungen von Metastasen beobachtet.

Wichtig war hierbei eine individuelle Therapie, keine Schematherapie, wie sie in Studien durchgeführt wird.

Das heißt, jeder Patient wurde individuell behandelt nach seinem Immunstatus; dies ist insbesondere bei Patienten mit einem malignen Melanom notwendig.

Welche Erfolge gibt es bei der Aszites-Punktion in Verbindung mit ISCADOR®-Instillation?

Es gibt vielfältige Versuche, ISCADOR® intraperitoneal nach erfolgter Aszites-Punktion einzubringen. Ziel ist es, die malignen Zellen, die für die Produktion des Aszites verantwortlich sind, zu hemmen und den Kraftverlust des Patienten durch die häufigen Aszites-Punktionen zu verringern.

Die Schwierigkeiten bestehen darin, daß die Bauchhöhle ein relativ großes Gebiet darstellt; die kleinen Mengen IS-CADOR®, die instilliert werden können, reichen offensichtlich nicht aus, um hier einen großen Effekt zu haben. Höhere Konzentrationen sollten nicht angewendet werden, da es zu Subileus-ähnlichen Reaktionen kommen kann.

Insbesondere muß beachtet werden, daß die Einbringung von ISCADOR® in Körperhöhlen dem erfahrenen Therapeuten vorbehalten sein sollte.

Welche Erfahrungen gibt es bei der intrapleuralen Anwendung von ISCADOR®?

Bei Pleuraergüssen hat es sich sehr bewährt, nach erfolgter Punktion ISCADOR® zu instillieren.

Dabei ist zu beachten, daß nicht vollständig abpunktiert werden sollte, damit das ISCADOR® sich mit dem verbleibenden Exsudat mischen und seine Wirkung an den Tumorzellen entfalten kann.

Wichtig ist, zunächst mit ISCADOR® der gewünschten Sorte nicht höher als 20 mg zu beginnen, wobei 9 ml Punktat mit 1 ml ISCADOR® vermischt und dann reinstilliert werden sollen.

An Nebenwirkungen können eine Fieberreaktion sowie Schmerzen auftreten, dies muß mit dem Patienten vorher abgesprochen werden.

Eine Vorbehandlung mit Subkutaninjektionen muß in jedem Fall stattgefunden haben.

Häufig gelingt es, durch die Intrapleuralinstillation einen Pleuraerguß durch Verklebung der beiden Pleurablätter auszutrocknen.

Welchen Hintergrund haben die Infusionen mit ISCADOR®?

Wie weiter oben ausgeführt, sollten die ISCADOR®-Infusionen dem erfahrenen Therapeuten vorbehalten bleiben. Sie bedingten die Ausrüstung der Praxis im Sinne der Intensivmedizin, da allergische Reaktionen nicht ausgeschlossen werden können. Weiterhin muß die Möglichkeit einer gründlichen immunologischen Diagnostik bestehen, da sonst eine Überstimulation erreicht werden könnte.

Die Überstimulation führt immer eine Immundepression nach sich; diese Immundepression bleibt für mindestens zwei Monate bestehen, in denen Tumorzellen massiv wachsen können.

Insofern muß von einer unkontrollierten Anwendung der Infusionstherapie gewarnt werden.

Weiterhin ist wichtig zu wissen, daß das Präparat ISCADOR® für die intravenöse Gabe nicht zugelassen ist, das heißt, der behandelnde Arzt trägt persönlich das Risiko, falls entsprechende Nebenwirkungen auftreten. Der Patient ist entsprechend aufzuklären und zu instruieren.

Trotz all dieser genannten Gefahrenpunkte ist manchmal eine ISCADOR®-Infusionstherapie notwendig. Zu weiteren Ausführungen sei auf die Literatur verwiesen.

Generell kann gesagt werden, daß die ISCADOR®-Infusion vermehrte Effekte in folgenden Bereichen aufweist:

1. vermehrte Immunstimulation,
2. deutliche Schmerzreaktion,
3. Tumorrückbildung häufiger als bei Subkutaninjektionen.

Begleittherapie – medikamentös

Ist eine medikamentöse Begleittherapie neben ISCADOR® sinnvoll?

Eine Begleitbehandlung neben der ISCADOR®-Behandlung ist dann sinnvoll, wenn entsprechende Tumorlokalisationen beziehungsweise Metastasierungen bestehen oder Allgemeinsymptome der Krebskrankheit vorliegen.

So bieten sich insbesondere Medikamente zur Blutstillung, zur Therapie von Ergüssen, bei Fieberzuständen und Knochenmetastasen, zur Kreislaufregulierung und Leberstoffwechselbehandlung sowie zur Regulierung der Darmfunktion an.

Auch Medikamente zur Schmerzstillung beziehungsweise zur Therapie chronischer Schmerzzustände sind natürlich sinnvoll.

Strahlenreaktionen der Haut sollten ebenfalls mit therapiert werden.

Welche Begleittherapie kann bei Knochenmetastasen eingesetzt werden?

Zur Behandlung der Knochenmetastasen empfehlen wir neben der ISCADOR®-Therapie Injektionen entweder jeden zweiten Tag oder täglich mit einer Ampulle Cerussit D8. Diese sollten mit Pyromorphit D8 beziehungsweise Fluorit D6-Injektionen kombiniert werden. Diese Präparate werden zur Anregung des Knochenaufbaus und der Schmerzbekämpfung gegeben.

Welche Begleitmedikamente sind zur Schmerztherapie sinnvoll?

Zunächst einmal wirkt die ISCADOR®-Behandlung selbst schmerzlindernd, so daß oft Analgetika reduziert werden können.

Liegen sehr starke Schmerzzustände vor, ist eine ISCADOR®-Infusionstherapie zu diskutieren.

Bei Tumorschmerzen verschiedener Art haben sich folgende Therapien bewährt:

1. Formica D3 / Formica D15 aa: täglich eine Ampulle subkutan.
2. Apis / Rhus toxicodendron comp.: täglich eine Ampulle subkutan.

Bei chronischen Schmerzzuständen sollte Aurum D30 / Equisetum arvense D20 aa-Ampullen, täglich ein bis zwei Ampullen subkutan, injiziert werden.

Bei Nervenschmerzen hat sich das Präparat Naja comp. bewährt. Hierzu sind ein bis zwei Ampullen täglich subkutan zu injizieren.

Gibt es eine Hilfe bei einer Strahlen-reaktion der Haut?

Bewährt haben sich hier sowohl das Weleda Hauttonikum, weiterhin aber auch das Präparat Lotio pruni comp. cum Cupro. Sie sollten mehrmals täglich auf die Bestrahlungsfelder aufgebracht werden und beugen damit Hautreaktionen vor. Auch haben sie sich bei der Pflege bettlägeriger Patienten bewährt, um Dekubitusgeschwüre zu verhindern.

Bewährt hat sich ebenfalls die tägliche Einreibung mit Quarz 1 %-Öl, das im Operations- oder Bestrahlungsgebiet aufgebracht wird.

Bei Bestrahlungsreaktionen der Haut empfiehlt sich Combudoron® Flüssigkeit oder Combudoron® Gelee zur täglichen Anwendung.

Gibt es eine Therapie für exulzerierte Tumore?

Hier hat sich Calendula-Salbe 10 % bewährt, weiterhin jedoch auch Viscum Pini Gelat 10 % beziehungsweise Viscum Pinii 5 % Salbe.

Gibt es eine Therapie bei Blutungen?

Zur Blutstillung hat sich bei akuten Blutungen aus dem Tumorgewebe insbesondere Stibium metallicum praeparatum D6-Ampullen bewährt, wobei zwei bis fünf Ampullen à 1 ml oder eine Ampulle à 10 ml täglich verabreicht werden sollen, insbesondere auch die i.v.-Verabreichung ist hilfreich.

Bei Darmblutungen empfiehlt sich Stibium metallicum praeparatum 0,4 % als Zäpfchen, während bei gynäkologischen Blutungen Berberis, Decoctum D3 Ampullen ein- bis zweimal täglich subkutan injiziert werden sollen.

Gibt es Präparate zur Kreislaufstabilisierung in Verbindung mit ISCADOR®-Therapie?

Zur Therapie von Kreislaufstörungen, die bei Krebspatienten relativ häufig sind, hat sich Cardiodoron® bewährt, wobei dreimal 15 bis 20 Tropfen pro Tag gegeben werden. Weiterhin führt Veratrum album, äthanol. Decoctum D4 Dilution, ebenfalls dreimal 20 Tropfen täglich angewendet, zu einer deutlichen Kreislaufentlastung.

Ist eine Lebertherapie sinnvoll?

Die Leber ist bei Tumorpatienten häufig massiv belastet. Zum einen handelt es sich um ein großes Organ, das über das retikulo-endotheliale System eine deutliche Immunfunktion innehat. Zum anderen müssen hier oft Medikamente entgiftet werden, entweder Zytostatika oder entsprechende Schmerzmedikamente, die zu einer deutlichen Leberbelastung führen können.

Weiterhin sind Stoffe beim Tumorzerfall toxisch und führen zu einer Belastung der Leber.

Zur Therapie haben sich folgende Medikamente bewährt:

1. Carduus marianus Kapseln: dreimal täglich ein bis zwei Kapseln.
2. Hepatodoron® Tabletten: täglich dreimal zwei Tabletten.
3. Chelidonium/Curcuma Kapseln: täglich dreimal eine Kapsel.

Was ist zur Regulierung der Verdauungstätigkeit sinnvoll?

An medikamentöser Therapie kann Digestodoron® N als Tabletten oder als Tropfen empfohlen werden.

Darunter kommt es zu einer deutlichen Verbesserung der Sekretion und Motilität im Verdauungstrakt sowie zu einer Reduktion von Sodbrennen, Übelkeit, Blähungen und Durchfällen.

Auf eine gute Verdauung sollte geachtet werden, wobei insbesondere die Flüssigkeitsaufnahme hier regulierend wirkt.

Eine medikamentöse Therapie ohne ausreichende Flüssigkeitszufuhr erscheint nicht sinnvoll.

Begleittherapie – im Sinne der künstlerischen Therapie

Sind künstlerische Therapien im Sinne einer Begleittherapie bei ISCADOR® sinnvoll?

Die Therapie des krebskranken Menschen muß die Ganzheit umfassen. Das heißt, es genügt nicht, nur auf seine physische Befindlichkeit zu schauen und hier die entsprechenden Therapien vorzunehmen.

Es ist genauso wichtig, den Patienten bezüglich seiner seelischen und geistigen Aktivität anzuregen und möglicherweise zu therapieren.

Bei vielen Patienten sind nicht nur die physische Befindlichkeit, sondern auch das seelische Erleben und die geistige Aktivität gestört.

Zur Behebung dieser Störungen dienen die künstlerischen Therapien, die insbesondere in Heileurythmie, therapeutischem Malen und Plastizieren, Sprachtherapie, Musiktherapie und Farb-Licht-Therapie bestehen.

Ist eine Begleittherapie mit Heileurythmie sinnvoll?

Die Heileurythmie ist eine Bewegungstherapie, die immer von der Diagnose des Arztes ausgeht und von einer diplomierten Heileurythmistin in Zusammenarbeit mit dem Arzt ausgeübt wird.

Das bewußte Einwirken auf den kranken menschlichen Organismus durch eine künstlerisch-therapeutische Tätigkeit fordert zunächst einmal eine differenzierte Erkenntnis des gesunden und kranken Organismus.

Krebspatienten erleben in der Heileurythmie, daß sie die Möglichkeit haben, aktiv etwas zu ihrem Heilungsprozeß beizutragen und nicht passiv der Krankheit ausgeliefert sind. Dies führt unmittelbar zu einer Verbesserung des Befindens.

Was sich durch das heileurythmische Üben organisch verändert, ist für den Patienten nicht unmittelbar festzustellen, weil es sich um einen langfristigen therapeutischen Prozeß handelt, bei dem das erkrankte Organ im Sinne einer Wiederherstellung der Organfunktion und Organgestalt therapiert werden soll.

Die häufig bei krebskranken Menschen erlebte Kraftlosigkeit kann durch heileurythmische Übungen aufgelockert werden. Das gleiche gilt für die Auflockerung erstarrter Bewegungsformen, die dazu führen, daß durch die Steigerung der eigenen Aktivität wieder Zuversicht und Kraft angeregt werden, auch Mut, mit der Krebskrankheit weiter umzugehen.

Die Heileurythmie kann die Verbesserung der Lymphstauungen bewirken, eine Linderung von Schmerzen erreichen und die inneren Aufrichtekräfte, die bei den meisten Krebspatienten vermindert sind, deutlich verstärken. Diese Kunsttherapie ist für viele Menschen heute eine ungewöhnliche neue Art, mit Bewegung umzugehen. Sie kann die Wahrnehmung vermitteln, daß man in sich Kräfte und Fähigkeiten trägt, die sonst nicht zum Bewußtsein kommen. Auch das seelische Erleben des Menschen richtet sich ganz nach den objektiven Gesetzen der Sprache, die dann in der Bewegungsgestaltung ausgedrückt werden.

In der Praxis läßt sich sehr deutlich zeigen, welche Wirkung die Heileurythmie haben kann. Viele Patienten, die von unserer Seite behandelt worden sind, haben diese Therapie begleitend zu ihrer Krebstherapie durchgeführt. Viele berichten unmittelbar, daß sie sich sehr viel besser fühlten, mehr Mut hatten und in ihren vielfältigen Beschwerden eine Linderung spürten.

Welchen Sinn haben die künstlerischen Therapien?

Insgesamt sollen die künstlerischen Therapien dazu führen, daß der Patient sich als Ganzheit nach Leib, Seele und Geist verstehen kann.

Einseitigkeiten sollten therapiert werden, das harmonische Zusammenarbeiten der vier Wesensglieder soll durch die Therapien gestärkt werden.

Es ist nun bei den einzelnen Patienten zu prüfen, welche therapeutischen Prinzipien anzuwenden sind. Hierzu stehen neben der Heileurythmie die Musiktherapie in ihrer großen Differenzierung, die Sprachtherapie, das therapeutische Malen und Plastizieren zur Verfügung.

Zur näheren Ausführung sei auf die Literatur verwiesen.

Biographiearbeit und Angehörige

Es ist heute modern, von »Biographie-arbeit« zu sprechen. Wird dies auch in die Therapie einbezogen?

Lange Zeit hatte man nicht gesehen, daß viele Patienten in ihrer Vorgeschichte individuelle Faktoren haben, die mit ihrer späteren Tumorerkrankung zu tun haben.

So konnte die Psychoneuroimmunologie nachweisen, daß seelische Ereignisse, die nicht richtig verarbeitet werden konnten, ein großes Risiko für eine Krebserkrankung darstellen.

Bei sehr vielen Patienten in der Praxis kann man feststellen, daß Krebserkrankungen nach großen seelischen Krisen auftreten beziehungsweise die Folge einer langjährigen Depression sind. Es ist deshalb nach unserer Meinung unbedingt notwendig, auf solche individuellen Kriterien einzugehen.

Eine Patientin mit einem Mammakarzinom, die zum Beispiel von ihrem Ehemann massiv unterstützt wird, hat eine sehr viel bessere Prognose im Vergleich zu einer Patientin im gleichen Krebsstadium, die von ihrem Ehemann verprügelt wird, weil sie nur noch eine Brust hat. Dies sind Beispiele aus der tagtäglichen Praxis, sie sind nicht konstruiert, sondern Wirklichkeit.

Es ist ganz klar, daß die genannte Patientin, die unter ihrem Ehemann leidet, eine begleitende Gesprächstherapie braucht, um diese belastende Situation ändern zu können oder auch aus dieser belastenden Situation herauskommen zu können.

Es ist natürlich für viele Patienten sehr schwierig, einmal diese verschiedenen Gebiete zu analysieren und dann Änderungen herbeizuführen. Die Familienstrukturen sind stark festgelegt, Änderungen hierbei sind oft nicht möglich, da sie die Bequemlichkeit anderer Familienmitglieder tangieren und diese sehr blockierend wirken. Es ist jedoch unbedingt notwendig, über solche Faktoren mit den Patienten zu sprechen und eine entsprechende Therapie einzuleiten.

Dies kann eine Biographiearbeit sein, die dem Patienten aufzeigt, wie sein Lebensweg bislang verlaufen ist, wo Abschnitte seines Weges waren, die nicht richtig verlaufen sind. Gemeinsam kann überlegt werden, wie Veränderungen herbeigeführt werden könnten. Hierbei ist immer die Zukunftsperspektive notwendig.

Es kann jedoch auch wichtig sein, bei dem Patienten eine Gesprächstherapie durchzuführen, die ihm zunächst einmal wieder Mut vermitteln soll, mit dieser Erkrankung und ihren vielfältigen Auswirkungen weiterzuleben.

Vor einer Psychotherapie muß insofern gewarnt werden, als zunächst eine Stabilisierung des Patienten erreicht werden muß, bevor eine solche Behandlung durchgeführt werden kann.

Eine Psychotherapie belastet den Patienten sehr stark, weil ihm Faktoren zu Bewußtsein gebracht werden, die er jahre- oder jahrzehntelang verdrängt hat. Diese muß er nun aber auch verarbeiten können; dies ist nicht möglich in einer Situation, in der er massiv mit seinem Tumorleiden kämpft oder wo er unter Chemotherapie oder Bestrahlungsreaktionen leidet.

Es ist deshalb darauf hinzuwirken, daß zunächst eine Gesprächstherapie durchgeführt wird, diese kann bei Stabilisierung dann in eine Psychotherapie übergeführt werden.

Kann die Familie bei der Therapie mitwirken?

Die Mitwirkung der Familie kann sehr unterschiedlich aussehen. Sie ist immer notwendig bei der erforderlichen Ernährungsumstellung; darauf wird später eingegangen. Weiterhin ist es notwendig, daß die Familie tatsächlich akzeptiert, daß für den tumorerkrankten Patienten eine neue Zeitrechnung angefangen hat.

Bei vielen Patienten muß man davon ausgehen, daß mit dem Beginn der Metastasierung auch der Sterbeprozeß einsetzt, das heißt, daß eine Heilung nicht mehr möglich ist. Es bedarf deshalb der familiären Unterstützung und eines großen Feingefühles, den Patienten in dieser schwierigen Situation zu begleiten und ihn Mut und Hoffnung nicht verlieren zu lassen.

Die Familie ist weiterhin dazu aufgefordert, den Patienten insofern zu unterstützen, als sie ihn entlastet von Aufgaben, die er selber nicht mehr tragen kann.

Viele Tumorpatienten haben bis zu ihrer Erkrankung bis zur Erschöpfung für die Familie gearbeitet; es ist jetzt für die Angehörigen sehr unbequem, Teilbereiche dieser Arbeit wieder selbst zu übernehmen. Leider ist bei vielen Familien nach wenigen Monaten der Schock der Tumordiagnose vorbei. Viele reagieren während der Primärtherapie und der eventuell durchzuführenden Chemotherapie oder Bestrahlung zunächst sehr stark. Sobald der Patient aber nach erfolgter Primärtherapie seine Funktion in Beruf und Familie wieder erfüllt, wird die Krebsdiagnose jedoch vergessen und der Patient wieder massiv belastet.

Es ist eindeutig klar, daß das Verharren in einer Situation, die letztlich für die Tumorentstehung mit entscheidend gewesen ist, prognostisch ungünstig ist und daß eine Änderung dieser Situation wiederum unmittelbar genesungsfördernd sein kann.

Soll in diesem Zusammenhang dem Patienten immer die Wahrheit gesagt werden?

Viele Studien zeigen heute, daß die Patienten die Wahrheit ertragen können – früher hat man das vehement bestritten. Manchmal ist es jedoch viel einfacher, dem Patienten die Wahrheit nicht zu sagen, weil man sich dann nicht mit dieser Tatsache auseinandersetzen muß. Das heißt, viele Ärzte, aber auch Familienangehörige ziehen es vor, die Wahrheit zu verschweigen, um nicht mit entsprechenden Reaktionen des Patienten im Sinne von Verzweiflung, Wut und Verbitterung umgehen zu müssen.

Häufig führt dies aber dazu, daß zum Beispiel beide Ehepartner über die wahre Diagnose Bescheid wissen, keiner es aber wagt, mit dem anderen zu sprechen. Der tumorkranke Patient möchte seine Umgebung nicht belasten, die Angehörigen wiederum möchten ihn schonen. Es resultiert eine Sprachlosigkeit, die für die letzten Monate, die noch zur Verfügung stehen, jedoch sehr belastend ist. Ist es doch genau diese Zeit, in der der Patient seine Familie, seine Angehörigen braucht, um mit seinem Schicksal fertigzuwerden und auch die Dinge noch regeln zu können, die ihm für dieses Leben wichtig sind.

Sinnvolle Kombination mit der schulmedizinischen Therapie

Kann die Therapie mit ISCADOR® mit Chemotherapie, Hormontherapie und Bestrahlung kombiniert werden?

Wie weiter oben schon ausgeführt, kann die Therapie mit ISCADOR® eigentlich immer durchgeführt werden, gerade auch während einer Chemotherapie und einer Bestrahlung.

Während einer Chemotherapie ist die Immunkompetenz des Organismus deutlich reduziert, dies sollte durch die Behandlung mit ISCADOR® ausgeglichen werden. Als Nebenwirkung im positiven Sinne wird eine Stabilisierung der Leukozyten erreicht, so daß eine Chemotherapie, wenn sie notwendig ist, auch vollgültig durchgeführt werden kann. Häufig ist dann auch nicht die Reduktion der Chemotherapie erforderlich, die aufgrund einer Leukopenie oft sonst notwendig wird.

Für die Bestrahlungstherapie wurde das Entsprechende schon ausgesagt.

Bei Operationen ist zu beachten, daß bis zur Operation gespritzt werden kann, postoperativ sollte wegen eventueller Wundheilungsstörungen oder auftretender Entzündungszeichen die Therapie für 14 Tage unterbrochen werden. Nach 14 Tagen Pause kann auch postoperativ wieder mit der Therapie begonnen werden, wobei bei empfindlichen Patienten, die eine schwere Operation durchgestanden haben, eventuell eine Dosisreduktion vorgenommen werden muß.

Wirkt die ISCADOR®-Therapie trotz Chemotherapie oder Bestrahlung?

Wenn ein Patient massiv mit Chemotherapie oder Bestrahlungstherapie vorbehandelt ist, kommt es häufig zu einer Leukopenie, die auch über Jahre andauern kann. Es ist klar, daß hier die Wirksamkeit einer ISCADOR®-Therapie vermindert ist, weil bestimmte Reaktionssysteme des Menschen verhärtet sind, so daß kein ausreichender Therapieerfolg mehr möglich ist.

Aber auch bei diesen Patienten ist es oft erstaunlich, was durch eine Misteltherapie erreicht werden kann, hier insbesondere in Kombination mit einer künstlerischen Therapie, die die genannte Erstarrung zusätzlich auflockern kann.

Ein Problem bedeutet es, wenn ein Patient nach mehrfachen Operationen, Chemotherapien und Bestrahlungstherapien in einem metastasierenden Stadium zur Behandlung kommt. Man kann dann nicht mehr erwarten, daß die Misteltherapie ihre volle Wirksamkeit entfaltet.

In jedem Falle würden wir jedoch dazu raten, hier eine Misteltherapie einzuleiten, vielleicht kann wenigstens die Befindlichkeit des Patienten für die ihm noch verbleibende Zeit verbessert werden.

Gibt es Zytostatika, die Besonderheiten für die ISCADOR®-Therapie bedeuten?

Die Reaktion auf die verschiedenen Zytostatika ist sehr individuell. Man kann niemals vorhersagen, wie stark ein Patient auf eine bestimmte Zytostatika-Kombination reagieren wird.

Auch die in neuerer Zeit angewandte Taxol-Therapie, die zunächst als mit sehr gravierenden Nebenwirkungen verbunden erschien, wird von einer Vielzahl von Patienten sehr gut vertragen, wobei als hauptbelästigendes Kriterium der totale Haarverlust auffällt.

Bezüglich der immunologischen Belastung läßt sich jedoch nicht vorhersagen, ob ein Patient auf eine bestimmte Kombination mehr oder weniger immundepressiv reagiert. Dies muß individuell geprüft werden.

Bei einem Patienten soll zusätzlich zur Chemotherapie eine Therapie mit Interferon eingeleitet werden. Sollte trotzdem zusätzlich ISCADOR® gegeben werden?

Nach meiner Ansicht sollte auch in diesem Fall eine Kombination der Therapie mit ISCADOR® versucht werden, aber nur unter Immunkontrolle.

Die Chemotherapie bedingt ein deutliches Immundefizit, dieses kann wahrscheinlich durch die Interferon-Gabe allein nicht ausgeglichen werden.

Auf der anderen Seite ist der Ansatzpunkt der Interferon-Therapie im Gegensatz zur ISCADOR®-Therapie deutlich verschieden, so daß auch eine Kombination erfolgversprechend erscheint.

Hinzuweisen ist nur auf die Kontrolle der Immunparameter, so daß es nicht zu einer Überstimulation im Immunbereich kommen kann. Ohne eine solche Immundiagnostik sollte die Kombinationstherapie mit Interferon lieber unterbleiben.

Das gleiche gilt für die Therapie mit Interleukin 2, Tumornekrosefaktor-Alpha, Interleukin 1 / 6 und 11 sowie für die hämatopoetischen Wachstumsfaktoren.

Welche Schmerzmedikamente sollen nicht angewendet werden?

Heute werden vielfach Präparate vom Diclofenac-Typ empfohlen, insbesondere zur Therapie von Schmerzen bei Knochenmetastasen, zum Beispiel beim Prostatakarzinom.

Man muß dazu wissen, daß der Tumor um eine Metastasierung einen entzündlichen Randwall bildet, der die Metastase eingrenzen soll.

Untersuchungen haben nun nachgewiesen, daß Schmerzmedikamente vom Diclofenac-Typ sich in diesem entzündlichen Randwall überproportional anreichern und diesen Randwall zerstören.

Durch die ISCADOR®-Therapie versuchen wir, diesen Randwall massiv zu stimulieren und die Einwanderung immunkompetenter Zellen, wie zum Beispiel der eosinophilen Granulozyten, in diesen Randwall zu stimulieren beziehungsweise zu aktivieren.

Eine Schmerztherapie mit diesen Diclofenac-Präparaten führt also unmittelbar zu einer Zerstörung dieser Immunantwort und ist deshalb während einer Behandlung mit ISCADOR® kontraindiziert.

Es sind deshalb die zentralwirkenden Analgetika, zum Beispiel Valeron®, Tramal® oder ähnliche Medikamente vorzuziehen.

Bewährt hat es sich, den Patienten individuell über seine Schmerztherapie entscheiden zu lassen. Viele meiner Patienten, die ja subkutan injizieren gelernt haben, haben zu Hause Ampullen mit dem Präparat Tramal®, das auch subkutan injiziert werden kann. Sie können sich damit selbst sehr gut helfen. Nebenwirkungen sind relativ selten, vor allem, wenn man die Präparate vorher selbst in der Praxis ausprobiert hat.

Stellt die Hormontherapie eine Kontraindikation zur Therapie mit ISCADOR® dar?

Sämtliche Hormontherapeutika können mit der Misteltherapie kombiniert werden. Dies gilt sowohl für die orale Anwendung als auch für die Therapieformen, die als Hormonpreßlinge unter die Bauchhaut implantiert werden müssen oder als Depotspritzen intramuskulär verabreicht werden.

Zu beachten ist, daß es zu einer Temperaturstarre unter der Hormontherapie kommen kann, diese kann zum Beispiel durch eine verstärkte Mistelbehandlung ausgeglichen werden, aber auch durch künstlerische Therapie.

Die Auswirkungen der Hormontherapie bezüglich der physischen Gestalt des Patienten oder seiner hormonellen Reaktionsfähigkeit beziehungsweise seiner Sexualität sind oft sehr gravierend und sollten durch eine Gesprächstherapie angegangen werden.

Sinnvolle Kombinationen mit Methoden der Alternativmedizin

Welche Methoden der Alternativmedizin können mit ISCADOR® kombiniert werden?

Die Methoden der sogenannten Alternativmedizin sind sehr vielfältig und reichen von der Therapie mit Thymusextrakten, Enzympräparaten, Vitaminpräparaten und Spurenelementen bis hin zu Ozontherapien, verschiedenen Arten von sogenannter Blutwäsche und einer Vielzahl von angeblich immunstimulierenden Methoden. Wichtig zu wissen ist, daß die Misteltherapie nicht zur Alternativtherapie zählt, sondern im Rahmen der anthroposophisch erweiterten Therapie verabreicht wird.

Dies bedeutet, daß ein anthroposophischer Arzt, der mit der Mistel therapiert, schulmedizinisch geschulter Arzt ist, das heißt auch in seine Therapie Überlegungen einer schulmedizinischen Krebstherapie mit einbezieht.

Aus einem anderen Menschenbild und Krankheitsverständnis therapiert er zusätzlich mit anderen medikamentösen Therapien, künstlerischen Therapien, aber auch mit ISCADOR®. Es handelt sich also nicht um eine Alternative zur normalen Medizin, sondern um eine sinnvolle Ergänzung bewährter bestehender Therapien.

Nicht alle Alternativtherapien eignen sich für die Kombination mit ISCADOR®.

Zunächst einmal soll von unseriösen Therapien abgesehen werden, die mehr aus finanziellen Erwägungen und nicht aus therapeutischen Überlegungen verabreicht werden.

Viele der Alternativtherapien wirken immunstimulierend, so zum Beispiel die Thymuspräparate. Bei einer Kombination mit ISCADOR® ist immer zu prüfen, ob eine weitere Verstärkung der Immunstimulation überhaupt notwendig ist oder ob eine Überstimulation droht.

Auch eine Ozontherapie zum Beispiel kann immunstimulierend wirken, sie kann aber bei falscher Wahl der Dosierung auch starke immundepressive Wirkungen haben.

Würden Sie Thymuspräparate und ISCADOR® kombinieren?

Zunächst würde ich bei einem Patienten die Therapie mit einem Mistelpräparat beginnen, weil bei diesen Präparaten die Wirksamkeit dokumentiert ist und sie auch zu Lasten der gesetzlichen Krankenkassen verordnet werden können.

Sollte es trotz Erhöhung der Dosierung und Wechsel der Mistelart beziehungsweise Mistelsorte nicht zu einer Immunstimulation kommen und eine weitere Progression der Tumorerkrankung stattfinden, würde ich eine Kombination mit Thymuspräparaten durchführen, wobei darauf zu achten ist, daß es sich um definierte Präparate handelt, die auch entsprechende Inhaltsstoffe enthalten.

Was ist von der Kombination mit Vitamin A zu halten?

Eine Stimulierung der zellulären und humoralen Immunität unter einer Vitamin-A-Therapie ist möglich. Eine Steigerung der Antikörperproduktion unter Vitamin A wurde dokumentiert. Die Entwicklung zytotoxischer T-Lymphozyten und eine Steigerung der NK-Aktivität ist unter einer hochdosierten Vitamin-A-Therapie zu beobachten.

Ein weiterer direkter Wirkungsmechanismus liegt im antiproliferativen Effekt gegen die Tumorzelle selbst. In einer Studie konnte gezeigt werden, daß bronchoskopisch nachgewiesene Metaplasien in der Bronchialschleimhaut von starken Rauchern unter Vitamin A-Therapie signifikant abgenommen haben.

Weitere Untersuchungen gibt es über erniedrigte Hormonspiegel bei Metaplasien der Darm- und Urogenitalschleimhaut, die als Vorstufen für präkanzeröse Veränderungen angesehen werden können.

Was läßt sich über die Kombination mit Vitamin C aussagen?

Im experimentellen Bereich lassen sich mit Vitamin C zahlreiche immunologische Reaktionen auslösen. Ein extremer Verlust dieses Vitamins führt unter anderem zu Defekten der zellulären Immunität.

Die bedeutendste Beobachtung scheint jedoch zu sein, daß durch Vitamin C die Reaktion von Nitriten mit Aminen zu Nitrosaminen und die Reaktion mit Amiden zu Nitrosamiden abgeschwächt oder verhindert werden kann. Im Tierversuch lösen diese Nitroverbindungen Karzinome der Leber, des Ösophagus, des Magens, der Niere und der Bauchspeicheldrüse aus. Deswegen erscheint es sinnvoll, zusätzlich zu ISCADOR® hohe Dosierungen von Vitamin C zu verabreichen.

Dies kann im Sinne der Gabe von Ascorbinsäure als Pulver gegeben werden, wobei dreimal eine Messerspitze als Tagesdosierung für ausreichend erachtet werden kann.

Bei einigen Patienten mit metastasierenden Tumoren ergeben sich Hinweise darauf, daß die Zufuhr von Vitamin C mit Infusionen eine deutliche Stimulation im Bereich des Immunsystems entfalten konnte.

Was läßt sich über die Kombination mit Vitamin E aussagen?

Vitamin E entfaltet vor allem seine Wirkung als Antioxydans und hat damit im Zusammenhang mit Selen seinen Wirkungsbereich in den Zellmembranen zur Bindung freier Radikale.

Diese freien Radikale treten zunehmend als Folge der Umweltbelastung auf und können für den Krebspatienten, aber auch für Gesunde immunologisch belastend wirken. Sie helfen also, präkanzeröse Zustände zu vermeiden.

Experimentell hat sich gezeigt, daß Personen mit niedrigen Plasmawerten an Vitamin E ein höheres Risiko tragen, an Karzinomen zu erkranken. Dies gilt insbesondere für eine Kombination mit niedrigen Selen-Konzentrationen. Neben Bronchial-, Magen- und Mammakarzinomen, für die signifikante Zusammenhänge mit niedrigen Vitamin-E-Plasmakonzentrationen nachgewiesen werden konnten, ist auch an Kolonkarzinome zu denken, bei denen ein solcher Nachweis in Studien schwerfällt, weil die Häufigkeit erheblich geringer ist.

Welche Aussage können über Spurenelemente gemacht werden?

Die Spurenelemente spielen eine wichtige Rolle bei allen Lebensvorgängen. Spurenelemente gewinnen in der klinischen Onkologie zunehmende Bedeutung. Dies betrifft zunächst den diagnostischen Bereich, aber auch im therapeutischen Bereich werden zunehmend Spurenelemente verabreicht, um Mangelzustände zu korrigieren oder um spezifische pharmakologische Wirkungen zu erzielen.

Unter den als lebensnotwendig erkannten Spurenelementen zählt vor allem das Selen. Es wurde vor etwa zwanzig Jahren als möglicher krebsschützender Umweltfaktor erkannt. Großversuche an Risikopopulationen über die Bedeutung von Selen zur Krebsverhütung stehen vor dem Abschluß.

Selen ist für das Wachstum von normalen Zellen erforderlich; bei erhöhten Konzentrationen tritt eine Wachstumsverlangsamung ein, bei hohen Konzentrationen sogar eine Hemmung des Zellwachstums. Bei sehr hohen Konzentrationen kommt es zu irreversiblen Zellschädigungen und zum Zelltod.

Das Selen ist mithin zugleich und konzentrationsabhängig Wachsstoff, Wachstumsmodulator und zytotoxisches Agens.

Selen beeinflußt das Immunsystem. Es stimuliert die Antikörperbildung, moduliert die Lymphozytenproliferation und verbessert die Aktivität von Makrophagen und Killer-Zellen. Selen bewirkt jedoch keine Übersteuerung der Immunaktivität, in hohen, im subtoxischen Bereich liegenden

Dosierungen wirkt es immunsuppressiv. Epidemiologische Studien ergeben inverse Zusammenhänge zwischen der Krebssterblichkeit und der lokalen Selen-Häufigkeit. Diese Befunde werden gestützt durch die Ergebnisse von prospektiven Studien, aus denen folgt, daß niedrige Serum-Selenwerte bei Gesunden ein Indiz für erhöhtes Krebsrisiko darstellen.

Angesichts dieser Beobachtungen ist es berechtigt, den therapeutischen Nutzen von Selen bei Tumorpatienten als gegeben zu bezeichnen.

Eine Kombination von Selen und ISCADOR® erscheint sinnvoll, da der immunmodulatorische Ansatz des Selens anders ist als bei ISCADOR® und hier keine Überlappungen stattfinden. Außerdem kommt es nur bei sehr hohen Konzentrationen von Selen zu toxischen Effekten.

Was läßt sich über die Therapie mit Zink aussagen?

Zink stellt ebenfalls ein Spurenelement dar, das heute relativ häufig zur Therapie bei Tumorpatienten eingesetzt wird. Durch Änderung der Zinkzufuhr läßt sich das Tumorwachstum beeinflussen. Durch überschüssiges Zink wird das Tumorwachstum beschleunigt, durch Zinkentzug verlangsamt.

Auch Tumorregressionen werden beobachtet.

Der medikamentöse Zinkentzug kann jedoch nicht zur Grundlage einer Krebstherapie des Menschen gemacht werden, da er mit sehr schweren Nebenwirkungen verbunden ist.

Die Frage, ob sich der Erfolg der zytotoxischen Chemotherapie bei Zinkmangel ändert, ist derzeit nicht zu beantworten.

Es wurde eine inverse Korrelation zwischen den Zinkkonzentrationen der Prostata von Patienten mit Prostatakarzinom und dem Therapieerfolg beobachtet. Bestimmte Zytostatika bewirken zudem eine Abnahme der Zinkkonzentration in den Tumoren.

Da die Serum-Zinkwerte bei Krebspatienten meist erniedrigt sind, ist auch die Frage zu stellen, ob dies durch eine Zinksubstitution normalisiert werden soll.

Dabei ist zu berücksichtigen, daß Zink das Tumorwachstum anregen kann und daß die niedrigen Serum-Zinkspiegel primär nicht durch mangelnde Zinkzufuhr, sondern durch den hohen Zinkbedarf des Tumors hervorgerufen werden. In Mäusen mit Spontantumoren der Brustdrüse bewirkten im subtoxischen Konzentrationsbereich liegende Zinkzusätze zum Trinkwasser eine fulminante Beschleunigung des Tumorwachstums.

Zink tritt in vivo mit Selen in Wechselwirkung. Antikanzerogene Wirkungen von Selen lassen sich durch Zink vollständig aufheben. Dies deckt sich mit den Beobachtungen, die dafür sprechen, daß zwischen der Zinkzufuhr durch die Nahrung und der Brustkrebssterblichkeit eine direkte Korrelation besteht.

Vor einer Zinktherapie muß deshalb gewarnt werden, da wir heute noch nicht wissen, in welchem therapeutischen Bereich der Zinkspiegel liegen sollte.

Ist eine Eisentherapie bei Tumorpatienten gefährlich?

Die Rolle des Eisens im Tumorgeschehen ist Gegenstand vieler Untersuchungen. Aus diesen folgt, daß Eisen zwar lebensnotwendig ist, aber im Überschuß das Tumorwachstum anregt. Nicht benötigtes Eisen wird abgelagert, von den meisten Tumorzellen aber nicht wie in normalen Zellen im zytosolischen Ferritin, sondern überwiegend in den metabolisch aktiven Zellmembranen. Es wird hierdurch das schnelle Wachstum der Tumorzellen ermöglicht. Der Eisengehalt von Tumoren variiert sehr stark und ist abhängig vom Tumortyp. So sind Brusttumore zum Beispiel oft eisenreich.

Im Tumor kann es zur Ansammlung großer Eisenmengen kommen. In größeren Tumoren der Brustdrüse von Mäusen übersteigt die Gesamtmenge an Eisen die in der Leber.

Da das Tumorwachstum von der Eisenzufuhr abhängig ist, ist eine Eisensubstitution von anämischen Krebspatienten sorgfältig zu überlegen.

Hinsichtlich der Tumorprophylaxe gilt für das Eisen ähnlich wie für das Zink, daß chronischer Überschuß ebensosehr wie chronische Unterversorgung vermieden werden müssen. Bei chronischem Eisenmangel vermindert sich die Krebsresistenz organspezifisch.

Die Eisenversorgung sollte ähnlich wie die des Zinks möglichst durch Diät und nicht durch medikamentöse Substitution erfolgen. Die Aufnahme beider Elemente wird unter anderem durch die vor allem in Vollkorngetreideprodukten enthaltene Phytinsäure reguliert.

Welche anderen Spurenelemente sind für die Therapie wichtig?

Es ist denkbar, daß chronischer Kupfermangel eine Verminderung der Krebsresistenz bewirkt.

Dagegen wurde bislang die Kupferversorgung des Menschen als ausreichend angesehen, da Kupfermangelerscheinungen nur bei seltenen Erkrankungen beobachtet wurden. Chronischer Kupfermangel wird vor allem mit Knochen- und Gelenkerkrankungen in Zusammenhang gebracht, eine Kupfersubstituierung erscheint nicht angebracht.

Für das Magnesium läßt sich aussagen, daß es Zellmembranen stabilisiert und auch eine synergistische Interaktion von Magnesium, Selen und Vitamin E angenommen werden muß.

Auffallend ist, daß bei fast allen Krebserkrankungen subnormale Magnesiumkonzentrationen beobachtet werden, allerdings nicht beim Melanom.

Eine generelle Magnesiumsubstitution kann jedoch nicht befürwortet werden, da auch das Magnesium das Tumorwachstum beschleunigen kann.

Gesichtspunkte zur Ernährung

Ist für einen Krebspatienten eine bestimmte Ernährung anzuregen?

Es gibt zahlreiche Ausführungen über bestimmte Krebsdiäten, die alle insgesamt nicht überzeugen.

Generell ist zu beachten, daß durch keine Ernährungsform ein Tumor, der bereits besteht, ausgehungert werden kann.

Alle Tumordiäten, die darauf hinzielen, diesen Tumor »auszuhungern« oder durch das Weglassen essentieller Bestandteile »auszutrocknen«, führen zu einem erheblichen Kraftverlust des Patienten, dieser läßt sich oft nach kurzer Zeit in einer Tumorprogression feststellen.

Deswegen kann generell nur betont werden, daß die Ernährung des tumorkranken Patienten folgenden Kriterien unterliegen sollte:

1. Es sollten möglichst frische Nahrungsbestandteile verwendet werden, möglichst keine Konservennahrung, möglichst wenig Zusatz von Stoffen zur Haltbarmachung oder künstlicher Düngung.
2. Auf Alkohol sollte verzichtet werden. Der Alkohol wirkt lähmend auf die Ich-Organisation und damit auf eines der wichtigsten Wesensglieder des Menschen. Weiterhin wirkt er auf die Leber, die wir in unseren Ausführungen als wichtiges Organ in der Krebstherapie kennengelernt haben.
3. Kartoffeln und Tomaten sollten in der Ernährung von Krebspatienten massiv reduziert werden.
4. Die Lebensfreude bei der Ernährung, der Rhythmus bei der Nahrungsaufnahme und die Ruhe bei der Nah-

rungsverarbeitung sollten beachtet werden; sie unterliegen in der heutigen sogenannten modernen Zeit einem massiven Angriff!

Warum soll der tumorerkrankte Patient keine Kartoffeln zu sich nehmen?

Kartoffeln sind keine echten Wurzeln, sondern Stengelwucherungen, die sich in der Erde unter Lichtausschluß entwickeln. Setzt man die Kartoffelknolle dem Licht aus, wird sie giftig. Deswegen sollte man, vor allem als Krebspatient, die noch nicht ausgewachsenen Kartoffeln meiden, da diese die Potenz zur Giftbildung noch in sich haben. Rudolf Steiner hat ausgeführt, daß die Kartoffel zu den Nachtschattengewächsen gehört und der Verdauung einen besonderen Widerstand entgegensetzt, der zu dumpfem Kopf und allgemeiner Trägheit führen kann, also nicht so sehr die Aufbaukräfte anregt.

Experimentell ist in der Kartoffel beziehungsweise in ihrer Schale das Gift Solanin gefunden worden; dieses Gift ist vermehrt in jungen Kartoffeln vorhanden und in den letzten Jahren verdächtigt worden, an der Entstehung von Krebs mitzuwirken.

Wichtig zu wissen ist, daß bei experimentellen Untersuchungen von Labortieren, die Tumoren trugen, diejenigen Tumore schneller wuchsen, bei denen die Tiere mit einer Kartoffeldiät gefüttert wurden.

Warum sollte der tumorerkrankte Patient keine Tomaten zu sich nehmen?

Über die Tomate hat Rudolf Steiner ausgeführt, daß sie in ihrem Wesen nach besonders anregend auf dasjenige wirke, »was selbständig ist im Organismus und was sich so herausspezialisiert«. In der heutigen Medizin weiß man, daß Rheuma- und Gichtpatienten keine Tomaten essen sollen. Bei Rheuma und Gicht bilden sich Ablagerungen in den Gelenken oder in den Muskeln. Den Krebs könnte man auch als eine verselbständigte Ablagerung im Organismus auffassen. Daraus können wir verstehen, daß Rudolf Steiner empfohlen hat, daß Krebspatienten keine Tomaten essen sollten.

Auch hier gelten die tierexperimentellen Untersuchungen, die nachweisen, daß tumortragende Tiere mit Tomatenfütterung deutlich größere Tumore entwickeln als die Kontrollgruppe.

Wichtig zu wissen ist weiterhin, daß die Tomate wie die Kartoffel das Gift Solanin bildet.

Außerdem gibt das wuchernde Wachstum, die Vorliebe für modrige Böden, das Reifen in der Dunkelheit und die Eigenart der Früchte, die letzte Kraft für sich aus der Pflanze zu ziehen, den Tomaten eine besondere Stellung. Diese Wesensmerkmale sind Grundlage dafür, daß Rudolf Steiner dringend geraten hat, Tumorkranken diese Frucht zu verbieten. Dies heißt aber nicht, daß die Tomate grundsätzlich verboten wäre, sie kann gesunden Menschen ohne weiteres empfohlen werden. Es ist auch ein Mißverständnis, daß andere Nachtschattengewächse ebenfalls gemieden werden sollen. So ist die Paprika zum Beispiel eine wichtige Nahrungspflanze. Auch Gurken und Kürbisgewächse sind wertvolle Nahrungsmittel und sollten in der Ernährung des Tumorpatienten durchaus ihren Platz finden.

Was ist generell bei der Ernährung des Tumorpatienten zu beachten?

Mit der Nahrung nimmt der Mensch täglich hunderte von verschiedenen chemischen Substanzen auf, von denen nur ein geringer Teil als Nährstoffe unmittelbar zur Erhaltung vitaler Körperfunktionen dient.

Aufgrund ihrer möglichen kausalen Beteiligung an der Pathogenese maligner Tumore finden heute mutagenwirksame Substanzen in Nahrungsmitteln besondere Beachtung. Hierzu gehören natürliche Pflanzeninhaltsstoffe, Toxine verderbniserregender Schimmelpilze sowie mutagene Stoffe, die bei der Konservierung, Verarbeitung und Zubereitung von Lebensmittel entstehen können.

Auf die prinzipielle Möglichkeit, daß Lebensmittel im Einzelfall mit persistierenden Umweltgiften, wie beispielsweise Schwermetallen, Pestiziden oder Radionukleiden, belastet sein können, die mutagene Eigenschaften besitzen, soll hier nur hingewiesen werden.

Krebspatienten sollten besonders vorsichtig sein, was eventuell mit Umweltgiften versetzte Lebensmittel angeht, insbesondere aber auch bei Lebensmitteln, die möglicherweise durch Pilze vergiftet sind.

Die Schimmelpilze treten heute relativ häufig auf, mit Schimmelpilz befallene Lebensmittel sollten nicht nur ausgeschnitten, sondern generell vernichtet werden.

Es ist den Lebensmitteln oft von außen nicht anzusehen, ob die Pilzsporen oder Pilzfäden, die nur an einer Stelle sichtbar sind, nicht schon durch das gesamte Lebensmittel gewachsen sind und zu einer Durchsetzung geführt haben.

Krebskranke Patienten würden sehr viel stärker unter den möglichen Nebenwirkungen leiden.

Generell ist der Verzehr häufig belasteter Lebensmittel, wie beispielsweise verschimmelter Nüsse oder hocherhitzter, gegrillter Pökelwaren, möglichst zu vermeiden. Weiterhin ist vor Lebensmittelfarben zu warnen.

Gibt es einen Zusammenhang zwischen Ernährung und Immunsystem?

Die Ernährung, das heißt einzelne Nahrungsbestandteile interagieren mit dem Immunsystem und können dessen Funktionen hemmen oder stimulieren. Daraus könnten sich Konsequenzen ergeben für die Behandlung von Patienten mit Malignomen.

Wechselwirkungen mit dem Immunsystem wurden bei spezifischen Substanzen wie Arginin, Nukleotiden und Lipiden gefunden. Es ist jedoch offensichtlich, daß noch viele weitere Untersuchungen notwendig sind, um nahrungs-induzierte Effekte auf das Immunsystem wirksam steuern zu können im Hinblick auf unterschiedliche klinische Situationen wie Verbrennungen, ausgedehnte Operationen, Organtransplantationen oder Tumorleiden. Immerhin berechtigen die bisherigen Studien zu der Hoffnung, daß die Entwicklung immunmodulatorischer Diäten erfolgreich sein wird.

Beim Arginin konnte gezeigt werden, daß es das Immunsystem des Menschen deutlich beeinflußt. So konnte bei gesunden menschlichen Freiwilligen gezeigt werden, daß eine erhöhte tägliche Arginin-Zufuhr signifikant die lymphozytäre Reaktion auf Mitogene steigerte. Ebenfalls zeigten postoperative Patienten, die im Rahmen einer enteralen Ernährung vermehrt Arginin erhielten, eine verbesserte Antwort der peripheren Lymphozyten auf Mitogene.

In Tiermodellen konnte bei verstärkter Zufuhr von Arginin sowohl das Auftreten wie auch die Größe von Tumoren reduziert werden. Bei Tieren, bei denen ein Virus inokuliert wurde und die mit einer argininhaltigen Diät ernährt wurden, wurden längere Latenzzeiten im Hinblick auf die Entwicklung des Tumors als auch eine geringere Tumorgröße gemessen.

Alle bisher vorliegenden Studien weisen darauf hin, daß Arginin eine immunstimulierende Wirkung besitzt. Die verbesserte Funktion von Lymphozyten und Makrophagen könnte wichtig sein, um die Immunfunktion postoperativ zu verbessern und um potentielle infektiöse Komplikationen zu verhindern.

Wichtig zu wissen ist, daß auch in der Mistel hohe Konzentrationen von Arginin gemessen werden.

Auch bei den Nukleotiden ist es bekannt, daß sie das Tumorwachstum beeinflussen können. Unter Benutzung von Tiermodellen, bei denen T-lymphozytäre Tumore induziert wurden, konnte man zeigen, daß solche Tumoren zur Erreichung des maximalen Tumorwachstums von Nukleotiden abhängen.

Lipide sind wichtige Nahrungssubstanzen bei der Antwort des Organismus auf Nahrungsmangel und Streß. Seit kurzem gibt es Hinweise dafür, daß Lipide eine wichtige Rolle im Immunsystem spielen können, vor allem Prostaglandine und Leukotriene.

Zusammenfassend kann ausgesagt werden, daß die immunkompetenten Zellen unterschiedlich reagieren, je nachdem, ob das Ernährungsregime mittelkettige Triglyzeride, Omega-3-Fettsäuren oder Omega-6-Fettsäuren enthält. Jüngste Untersuchungen sprechen dafür, daß das Immunsystem durch die Verabreichung von speziellen fetthaltigen Diätregimen sowohl therapeutisch wie auch prophylaktisch beeinflußt werden kann.

Ein Diätregime kann so zusammengesetzt sein, daß prinzipiell durch die Abwandlung im Verhältnis zu einzelnen Fetten die Funktion des Immunsystems so variiert werden kann, wie es die jeweilige klinische Situation erfordert.

Gibt es Fragen, die in diesem Zusammenhang noch nicht gestellt worden sind?

Dieses kleine Buch enthält die Fragen einer großen Anzahl von Patienten zur Therapie mit ISCADOR®. Viele Fragen, die andere Patienten oder ihre die Therapie begleitenden Ärzte haben könnten, sind vielleicht nicht ausführlich genug behandelt worden, dafür sei auf das ausführliche Literaturverzeichnis verwiesen.

Glossar

Agens:	medizinisch wirksamer Stoff
Antihistaminika:	Arzneimittel gegen allergische Reaktionen
Antigen:	artfremder Eiweißstoff, der im Körper die Bildung von Antikörpern bewirkt, die den Eiweißstoff selbst unschädlich machen
Antikörper:	im Blutserum als Reaktion auf das Eindringen von → Antigenen gebildeter Abwehrstoff
Antikörperbildung:	Immunreaktion
antiproliferativer Effekt:	gegen wuchernde Gewebsvermehrung wirkend
Aszites:	Bauchwassersucht; Ansammlung von Flüssigkeit in der freien Bauchhöhle
Bradykardie:	langsame Herztätigkeit
Chemotaxis:	durch chemische Reize ausgelöste Orientierungsbewegung
Collum-Karzinom:	Gebärmutterhalskrebs
Craurosis vulvae: (Kraurose)	Schrumpfungsprozeß der Übergangsschleimhäute (hier der Scheide)
Differentialblutbild:	Auszählung verschiedener Zellklassen der weißen Blutkörperchen im gefärbten Blutbild
Desensibilisierung:	das künstliche Herabsetzen einer spezifischen Überempfindlichkeit (z.B. Allergie).

Ist es gelungen, durch Hauttests den Stoff, gegen den die Überempfindlichkeit besteht, festzustellen, so gewöhnt man den Kranken durch Einspritzung kleinster Mengen, die eine gerade noch erkennbare Reaktion geben, allmählich an größere und große Dosen dieses Stoffs; es tritt Unempfindlichkeit ein. :

Effektor: Stoff, der eine Enzymreaktion reguliert

enteral: auf den Darm bezogen

Enzym: in der lebenden Zelle gebildete organische Verbindung, die den Stoffwechsel des Organismus steuert

eosinophil: mit Eosin (rotem Farbstoff) gefärbte weiße Blutkörperchen

Erythrozyten: rote Blutkörperchen

Exulzeration: Geschwürsbildung, geschwüriger Verfall

Granulozyten: eine Art der weißen Blutkörperchen

Hämatopoese: Blutbildung

Hyperthyreose: Überfunktion der Schilddrüse

Hypophyse: Hirnandrangdrüse

Hypotension   (Hypotonie): zu niedriger Blutdruck

Immunsuppressiva: Arzneimittel, welche die Immunreaktion unterdrücken

Immunsystem: an Eiweißkörper, Zellen und Organe gebundene Funktionseinheit, die im gegenseitigen Zusammenwirken durch Abwehr körperfremder Stoffe die Erhaltung der körpereigenen Strukturen und ihrer Funktionen gewährleistet. Als wesentliche Organe des Immunsystems gelten die Thymusdrüse, besonders aber auch das System, zu dem Leber, Milz, Lymphsystem und Knochenmark gehören.

Immuntoleranz: die Erscheinung, daß ein Individuum auf einen normalerweise immunogenen Reiz nicht anspricht, d.h. gegen ein den Körper treffendes Antigen nicht mit einer Antikörperbildung (Immunreaktion) reagiert.

inotrop: die Schlagstärke oder Kontraktionskraft des Herzmuskels beeinflussend; steigernd: positiv inotrop; vermindernd: negativ inotrop

Interleukine: Signalsubstanzen der Immunregulation

Interleukin I: stimuliert T- und B-Lymphozyten

intrakutan: in die Haut hinein

intraperitoneal: innerhalb des Bauchfells, im Bauchraum

Intubation: Einführung eines Tubus (Röhre), z.B. eines Beatmungsschlauchs durch Nase oder Mund in die Atemröhre

Killerzellen: sensilibierte T-Lymphozyten; scheiden bei Anwesenheit von Zellen, die Fremdantigene enthalten (z.B. Transplantationszellen, Tumorzellen) zellvergiftende Substanzen aus

Kolon-Karzinom: Dickdarmkrebs

Kumulation: Anhäufung vergiftender Wirkung

Leukopenie: Verminderung der Gesamtleukozytenzahl

Leukotiene: → Prostaglandine

Leukozyten: weiße Blutkörperchen. Einteilung in Granulozyten (60 - 70%), Lymphozyten (20 - 30%) und Monozyten (2 - 6% der Blutleukozyten).

Bei infektiösen Erkrankungen kommt es zu phasenhaft ablaufenden Veränderungen der Leukozytenverteilung, die im Differantialblutbild erfaßt werden können und einen Rückschluß auf den Krankheitsverlauf ermöglichen.

Lymphogranulomatose → Morbus Hodgkin

Lymphokine: Substanzen, die von Lymphozyten produziert und abgesondert werden und andere Zellen aktivieren oder deren Funktionen beeinflussen zur Bildung verschiedener Enzyme

Lymphozyten: von Stammzellen im Knochenmark abstammende, in Knochenmark, Lymphknoten, Thymus und Milz gebildete und hauptsächlich über die Lymphbahnen in das Blut gelangende weiße Blutkörperchen

Makrophagen: große → Phagozyten

Mastopathie: wuchernde Knötchen- und Zystenbildung, Gewebsvermehrung, Umbauprozesse der Brustdrüsen

Metaplasie: heilbare Umwandlung eines diffrenzierten Gewebes in ein anderes differenziertes Gewebe

metabolisch: im Stoffwechselprozeß entstanden

Mitogene: Substanzen, die Zellteilung bewirken

mutagen: Mutationen auslösend

Mutation: Änderung, Wandlung

Morbus Hodgkin: malignes (bösartiges) Lymphom, das wahrscheinlich von den Lymphknoten ausgeht; bösartige Erkrankung des Blutsystems

neutrophil: mit chemisch neutralen Stoffen leicht färbbar, besonders empfänglich für neutrale Farbstoffe, z.B. von Leukozyten

Non-Hodgkin-Lymphom: malignes Lymphom

Ösophagus: Speiseröhre

okulieren: Krankheitserreger, Gewebe, Zellmaterial
                      in einen Organismus einbringen

Ovarial-Karzinom: Eierstockkrebs

Pankreas-Karzinom: Bauchspeicheldrüsenkrebs

Pappilomatose: blumenkohlartige Wucherungen

Phagozyten: Eßzellen, Freßzellen, frei im Blut oder in
                      den Geweben vorkommende Zellen
                      (weiße Blutkörperchen), die eingedrun-
                      gene Fremdstoffe, besonders Bakterien,
                      aufnehmen, durch → Enzyme auflösen
                      und unschädlich machen können. Je nach
                      Entstehungsort, Vorkommen und Aufga-
                      ben gibt es u.a. Histiozyten, Monozyten,
                      Makrophagen, Mikrophagen

Phagozytose: durch Phagozyten bewirkte Auflösung
                      und Unschädlichmachung von Fremd-
                      stoffen im Organismus

Photosynthese: Aufbau chemischer Verbindungen durch
                      die Lichteinwirkung in grünen Pflanzen

Placebo: Scheinmedikament

Plasma: 1. lebende Substanz
                      2. gerinnbare Körperflüssigkeit, z.B. Blut-
                      plasma, Muskelplasma, durch Auspressen
                      aus lebendem Muskel gewonnene ei-
                      weißhaltige Flüssigkeit

Plasmaexpander: Plasmaersatzstoffe, Lösungen aus natür-
                      lichen oder synthetischen Kolloiden

Plasmozytom:	multiples Myelom, Kahlersche Krankheit; Krebsgeschwulst des Knochenmarks, die von einer einzigen, maligne entarteten Plasmazellart (B-Zelle des Immunsystems) abstammt
Pleura:	Brust- und Rippenfell
Portiodysplasie:	Fehlbildung des in die Scheide hineinragende Teils der Gebärmutter mit Muttermund
Prostaglandine:	biologisch hochaktive, in verschiedenen Körpergeweben entstehende lokale Hormone; haben große Bedeutung für die Zellfunktion und wirken als Überträgerstoffe
prospektive Studien:	der Aussicht, Möglichkeit nach; vorausschauend
Proteine:	allgemeine Bezeichnung für Eiweiße
randomisieren:	eine vom Zufall bestimmte Auswahl treffen
Randomisierung:	Auswahlverfahren, das auf der Basis der Wahrscheinlichkeit theoretischer Annahmen eine exakte Berechnung der Zufallsstreuung erlaubt; dient der Erzielung von Repräsentativität bei Stichproben und Experimenten
reaktives Protein:	in der Leber lokalisiertes Protein, dessen Serumkonzentration bei infektiösen und nicht infektiösen, entzündlichen und absterbenden Prozessen infolge einer gesteigerten Synthese innerhalb von Stunden auf das 1000fache ansteigen kann.
retikuloendothiales System:	ein zum Immunsystem gehörendes Zellsystem, das auch als resorbierende Innenfläche des Körpers bezeichnet wird. Spielt bei der Heilung vieler, besonders chronischer Krankheiten eine wichtige Rolle

Resorption:	Aufnahme gelöster Stoffe in die Blut- und Lymphbahn
retrospektive Studien:	rückschauende Untersuchungen
Rezeptoren:	Empfangs- bzw. Aufnahmeeinrichtungen des Organismus für bestimmte Reize
Selen:	wichtiges Spurenelement; ist in Knochen und Zähnen enthalten
sistieren:	etwas einstellen, unterbrechen, anhalten
Subileus:	Störung der Darmbewegung als Frühsymptom des Darmverschlusses
subkutan:	unter die Haut
Suppressor-Zellen:	unterdrücken die Immunantwort anderer, vor allem der T-Helferzellen
Stenokardie:	(Angina pectoris): anfallsweise auftretende Herzbeschwerden; beruhen auf einer Funktionsstörung der Herzkranzgefäße, die den Herzmuskel mit Blut versorgen
T-Helferzellen:	sind für die Regulierung der Immunantwort bedeutsam
Tumormarker:	im Blutserum nachweisbare Substanzen, die Rückschlüsse auf einen bestehenden Tumor zulassen
Zellmembran:	bildet die Zelloberfläche; stellt eine Barriere dar, durch die manche Stoffe, z.B. Wasser, hindurchtreten können, andere dagegen (z.B. Zucker) nicht
Zytokine:	→ Lymphokine
zytotoxisch:	zellvergiftend, zellschädigend

Literaturverzeichnis

Daems, W. F.: *Ita Wegman. Zürcher Zeit (1906-1920)*, Verlag am Goetheanum, 1986.

Dostal, V. et al.: *Immunmonitoring [?] und additive Immuntherapie*, Hippokrates Verlag, Stuttgart 1990.

Goyert, A. et al.: *Der krebskranke Mensch*, Verlag Freies Geistesleben, Stuttgart 1989.

Fintelmann, V.: *Intuitive Medizin*, Hippokrates Verlag, Stuttgart 1987.

Heiligtag, R.: *Bewährte Naturheilverfahren bei Krebs. Mit Spezialthema Misteltherapie*, Falken Bücherei, 1990.

Heine, H.: *Lehrbuch der biologischen Medizin*, Hippokrates Verlag, Stuttgart 1991.

Huhn, D. et al.: *Medikamentöse Therapie maligner Erkrankungen*, Gustav Fischer Verlag, Stuttgart 1995.

Leroi, R. et al.: *Misteltherapie*, Verlag Freies Geistesleben, Stuttgart 1987.

Luther, P.: *Lektin und Toxin der Mistel*, Akademie-Verlag, Berlin 1982.

»Richtlinien für die ISCADOR®-Behandlung bei der Malignomtherapie«, Hrsg.: Verein für Krebsforschung Arlesheim, Institut Hiscia und Weleda AG, Schwäbisch Gmünd.

Roitt et al.: *Kurzes Lehrbuch der Immunologie*, Thieme Verlag, Stuttgart 1995.

Schauer, P.: *Ernährung und Tumorerkrankungen*, S. Karger Verlag, Basel 1991.

Schedlowski, M.: *Streß, Hormone und zelluläre Immunfunktionen*, Spektrum Akad. Verlag, Heidelberg 1993.

Schmidt, Klaus: *Hyperthermie und Fieber*, Hippokrates Verlag, Stuttgart 1987.

Schmidt, L.: *Immunologie in der Praxis*, Hippokrates Verlag, Stuttgart 1993.

Stacher, A.: *Wirkung und Wert der Misteltherapie*, Facultas Verlag, Wien 1992.

Wagner, R.: *Praktische Prüfungsmethoden zur Beurteilung der Mistel-therapie*, Urachhaus, Stuttgart 1994.

Wagner, R. et al.: *Immunologie und Krebskrankheit*, Urachhaus, Stuttgart 1993.

Wagner, R.: *Ozon-Krankheiten*, Urachhaus, Stuttgart 1995.

Werner, H.: *Ernährungsratschiäge*, Tycho Brahe Verlag, Niefern / Frankfurt/M. / Eichhof

Wolff, O.: *Die Mistel in der Krebsbehandlung*, Vittorio Klostermann Verlag, Frankfurt/Main 1975.

Zeller, W. J., Hansen, H.: *Onkologie*, Eco-Med-Verlag, Landsberg/Lech 1995.

Verzeichnis anthroposophisch orientierter Kliniken

Bundesrepublik Deutschland

Friedrich Husemann-Klinik
D – 79256 Buchenbach bei Freiburg (Brsg.)
Klinik für Psychiatrie, Psychosomatik und Neurologie
Tel. 07661 / 39 20
Fax: 07661 / 392-107

Filderklinik
Gemeinnütziges Gemeinschaftskrankenhaus
Im Haberschlai 7
D – 70794 Filderstadt
Tel. 0711 / 77 03-1
Fax: 0711 / 77 03-303
Abteilungen: Innere Medizin / Gynäkologie und Geburtshilfe/ Kinderheilkunde / Chirurgie / Anästhesie und Röntgen / Psychosomatische Medizin und künstlerische Therapie (bereichsübergreifende Betreuung aller dafür in Frage kommenden Patienten des Hauses).

Gemeinnütziges Gemeinschaftskrankenhaus Herdecke
Beckweg 4
D – 58313 Herdecke / Ruhr
Tel. 02330 / 621
Fax: 02330 / 62-39 95
Abteilungen: Innere Medizin / Gynäkologie und Geburtshilfe/ Kinderheilkunde / Chirurgie / (Allgemein-, Unfall-, Neuro-, Rheuma-Chirurgie) Neurologie / Psychiatrie / Kinderpsychiatrie / Röntgen, Anästhesie und Elektrophysiologie

Gemeinschaftskrankenhaus Havelhöhe
Klinik für anthroposophisch erweiterte Heilkunst
Kladower Damm 221
D – 14089 Berlin
Tel. 030 / 3 65 01-0
Abteilungen: Allgemeine Innere Medizin, Gastroenterologie, Cardiopulmologie, Chirurgie, Anästhesie, Neurologie, (in Planung: HNO, Gynäkologie, Geburtshilfe)

Klinik Öschelbronn
Am Eichhof
D – 75223 Niefern-Öschelbronn
Tel. 07233 / 680
Fax: 07233 / 68-110
Krankenhaus für innere Medizin mit Schwerpunkt Krebstherapie

Paracelsus-Kankenhaus
Burghaldenweg 60
D – 75378 Bad Liebenzell-Unterlengenhardt
Tel. 07052 / 925-0
Fax: 07052 / 925-215
Klinik für innere Medizin und Allgemeinmedizin

Krankenhaus Rissen
Sektion Anthroposophisch Ergänzte Medizin
in der medizinischen Abteilung B
Chefärzte: Prof. Dr. med. Volker Fintelmann, Dr. med. Jörn Klasen
Suurheid 20
D – 22557 Hamburg
Tel. 040 / 81 91-564
Fax: 040 / 81 91-456

Klinik Lahnhöhe
Überregionales Zentrum für Ganzheitsmedizin
Am Kurpark I
D – 56112 Lahnstein
Tel. 02621 / 91 50
Fax: 02621 / 915-335

im Kreiskrankenhaus Heidenheim:
Homöopathische Abteilung für innere und Allgemeinmedizin
Leitung: Dr. med. Maria Kusserow
Schloßhausstr. 100
D – 89522 Heidenheim
Tel. 07321 / 33-25 02

im Kreiskrankenhaus Germersheim:
Abteilung für anthroposophisch erweiterte Gynäkologie und
Geburtsmedizin
Chefarzt: Dr. F. H. Hemmerich
An Fronte Karl 2
D – 76726 Germersheim/Rhein
Tel. 07274 / 504-261
Fax: 07274 / 504-113

Schweiz:

Ita Wegmann-Klinik
Pfeffinger Weg I
CH – 4144 Arlesheim
Tel. 0041 / 61 / 705 71 11

Lukas-Klinik
Brachmattstr. 19
CH – 4144 Arlesheim
Tel. 0041 / 61 / 701 33 33
Fax: 0041 / 61 / 701 82 17

Paracelsus-Spital Richterswil
Bergstr. 16
CH – 8805 Richterswil
Chirurgie; Innere Medizin; Gynäkologie und Geburtshilfe
Tel. 0041 / 01 / 787 21 21
Fax: 0041 / 01 / 787 23 51

England:

Park Attwood Clinic
Trimpley, Bewdley
Worcs. DY12 1 RE
England
Tel. 0044 / 299 861-444
Fax: 0044 / 299 861-375

Holland:

Bernard Lievegoed Klinik
Prof. Bronkhorstlaan 10
NL-3723 MB Bilthoven
Tel. 0031 / 30 / 25 55 55
Fax: 0031 / 30 / 28 30 96
Anthroposophisch Psychiatrische Klinik

Schweden:

Vidarkliniken
ett. antroposofiskt sjukhus
S-15300 Järna RE
Tel. 0046 / 755 / 5 05 10

Brasilien:

Vivenda Sant'Anna
Clinica Medica Antroposofica
Rua Hermann Toledo 407
Bairro Sant'Anna – Cidade Universitária
Juiz de Fora – Minas Gerais
Tel. 0055 / 211 / 2032

Anthroposophisch orientierte Sanatorien

Studenhof
Kurklinik für dynamsiche Therapie
D – 79875 Dachsberg-Urberg
Tel. 07672 / 739
Fax: 07672 / 2008

Ärztl. Leitung: Dr. Petersen

Heilanzeigen:
Behandlungen und Rehabilitationen bei
– Erkrankungen des Stoffwechsel- und Bewegungssystems
– der Herz- und Kreislauforgane und der Luftwege
– des Nervensystems
– Erschöpfungszustände – Psychovegetative Regulationsstörungen
– Nachbehandlung schwerer Akuterkrankungen, chirurgischer Eingriffe und Verlaufsbehandlungen von Tumorerkrankungen
ausgenommen sind ansteckende und psychiatrische Erkrankungen

beihilfefähig
vegetarische Ernährung
auch Mutter/Kind-Kuren

Sanatorium Sonneneck
Kanderner Str. 18
D – 79410 Badenweiler
Tel. 07632 / 75 20

Ärztl. Leitung: Dr. med. Christian Dickreiter

Heilanzeigen:
– Erkrankungen und Unfallfolgen an Wirbelsäule, Gelenken, Muskeln und Nerven
– Herz- und Kreislauferkrankungen, Zustand nach Schlaganfall
– Psychovegetative Regulationsstörungen

– Erschöpfungszustände nach Operationen und schweren Krankheiten
– Stoffwechselstörungen
– Erkrankungen der Verdauungsorgane (Magen, Darm, Leber, Galle, Pankreas)
– Tumorerkrankungen
ausgenommen sind ansteckende und psychiatrische Erkrankungen

beihilfefähig
vegetarische Ernährung
auch Mutter/Kind-Kuren

Sanatorium Schloß Hamborn
D – 33178 Borchen über Paderborn
Tel. 05251 / 38 86 0

Ärztl. Leitung: Dr. med. Michael Boock

Heilanzeigen:
– Der Indikationsbereich umfaßt alle Formen der inneren Erkrankungen im Zustand der Kurfähigkeit
ausgenommen sind ansteckende und psychiatrische Erkrankungen

Erstattungsfähig / BfA

Kurhaus am Stalten
Sanatorium für Allgemeinmedizin
D – 79585 Steinen
Tel. 07629 / 471

Ärztl. Leitung: Dr. med. Jürg Fels

Schweiz:

Casa di Cura Andrea Cristoforo
Kur- und Erholungsheim
Via Collinetta 25
Tessin
CH – 6612 Ascona-Collina

Italien:

Albergo Italia
Gestione fam. Gianordoli
Vetriolo Terme
Trento / Italien
Tel. 0461 / 71 414

Casa di Salute Raphael
Palace Hotel
I – 38050 Roncegno (TN)
Tel. 0461 / 76 40 12 oder 76 40 24

Österreich:

Diät- und Kneipp-Sanatorium
Dr. Felbermayer
A – 6794 Gaschurn / Montafon
Tel. 0043 / 5558 / 86 170

Gesellschaft Anthroposophischer Ärzte in Deutschland e.V.
Postfach 750221
70602 Stuttgart
Tel. 0711 / 47 15 01
Fax: 0711 / 47 801 86

Verein für ein erweitertes Heilwesen e.V.
Johannes-Kepler-Str. 56/58
75374 Bad Liebenzell-Unterlengenhardt
Tel. 07052 / 20 34/ 20 35 / 25 67
Fax: 07052 / 41 07

Verein für Krebsforschung Stuttgart e.V.
Ulrichstr. 22/1
73760 Ostfildern
Tel. 0711 / 45 57 17

Danksagung

Mein herzlicher Dank gilt wie bei allen Bänden dieser Reihe der Lektorin des Verlages Urachhaus, Frau Roswitha von dem Borne, für ihre optimale Betreuung, sowohl bei der Erstellung des Buches als auch durch die fortwährende Ermunterung, neben der sonstigen vielfältigen Arbeit an diesem Thema dranzubleiben.

Weiterhin dem Verlag Dank für die Herstellung und die weitere Publikation, Dank an alle meine Patienten, die durch ihre Fragen dieses Buch erst ermöglicht haben.

Beiträge zur Krebstherapie I

Immunologie und Krebskrankheit

Zur Therapie mit Iscador
Herausgegeben von Richard Wagner
120 Seiten, kart.

Rudolf Steiner hat 1920 einigen Ärzten den Hinweis auf die Mistel als ein Krebsheilmittel gegeben. Seit dieser Zeit wird sie als Krebsheilmittel eingesetzt, wobei von Anfang an eine Verbesserung der Abwehrkräfte der Patienten durch Mistelpräparate beobachtet wurde. Inzwischen hat sich die Tumorimmunologie zu einem Expertenfach entwickelt, und die Psycho-Onkologie hat sich als Fachgebiet etabliert.

Mit diesen Beiträgen soll interessierten Ärzten ein Einstieg in die Misteltherapie ermöglicht werden.

Beiträge zur Krebstherapie II

RICHARD WAGNER

Praktische Prüfungsmethoden zur Beurteilung der Misteltherapie

Ein Leitfaden für den niedergelassenen Arzt

120 Seiten, kart.

In der Vergangenheit wurden häufig die verschiedenen Parameter diskutiert, aufgrund derer das Ansprechen auf die die Dosierung der Mistelpräparate beurteilt werden kann. Die Ergebnisse dieser Studie zeigen, daß sich die Misteltherapie unter kein Schema stellen läßt, sondern jeweils individuell auf den Patienten abgestimmt werden muß, wobei die hier angewendeten Prüfungsmethoden in jeder Praxis durchgeführt werden können und keine speziellen Instrumente erfordern.

Verlag Urachhaus

VOLKER FINTELMANN

Krebssprechstunde

Ratgeber zum Umgang mit einer Zeitkrankheit.

480 Seiten, 12 Zeichnungen, Tabellen, Pappband

Die »Krebssprechstunde« gibt eine umfassende Orientierung über alle mit dieser Krankheit zusammenhängenden Fragen. Dabei werden sowohl die »konventionellen« als auch die »unkonventionellen« Methoden der Diagnose und der Therapie umfänglich und gut verständlich dargestellt. Die Erfahrungen mit den Diagnose- wie Therapieformen der anthroposophisch erweiterten Medizin werden ausführlich behandelt, ebenso sachlich wie objektiv aber auch die Vor- und Nachteile von Operation, Bestrahlung und Chemotherapie. Im zweiten Teil werden die Krebserkrankungen der einzelnen Organe mit ihren Symptomen und möglichen Prognosen dargestellt und Fragen der Vorbeugung, aber auch der Aufklärung berührt.

ANNEGRET CAMPS · ADA VAN DER STAR

Menschenkundliche Aspekte zur Qualität in der Krankenpflege

40 Seiten, kart.

Diese informative Schrift von zwei erfahrenen Kranken- und Altenpflegerinnen stellt dar, welche grundlegenden Handlungsansätze das anthroposophische Menschenbild für die konkrete Anwendung auf den Beruf der Krankenpflege erlaubt und welche Hilfen Anthroposophie für die Arbeit mit dem Kranken geben kann.

Verlag Urachhaus

Markus Treichler

Sprechstunde Psychotherapie

Krisen – Krankheiten an Leib und Seele –
Wege zur Bewältigung
480 Seiten, Pappband

Seelische Belastungen, Krisen und sich daraus entwickelnde psychosomatische Krankheiten nehmen von Jahr zu Jahr zu. Eine umfassende Orientierung und Überschau in diesem breiten Spektrum von alltäglichen Problemen bis hin zu schweren Krankheitsbildern wird deshalb dringend gesucht. Markus Treichlers »Sprechstunde Psychotherapie« erfüllt diese Aufgabe. In einem ersten Teil werden die menschenkundlichen Grundlagen, insbesondere die leiblichen und seelischen Entwicklungsstufen, zum besseren Verständnis von Störungen und Risikofaktoren dargestellt und die Frage nach dem biographischen Sinn von Krankheit behandelt; die wichtigsten Krankheitsformen werden charakterisiert. Im zweiten Teil werden spezielle Krankheitsbilder aus Psychosomatik und Psychiatrie betrachtet, wobei der Zusammenhang von Psyche und Organen ausführlich zur Darstellung kommt. Sodann werden die psychiatrischen Krankheitsbilder in systematischer Gliederung dargestellt. Im dritten Teil werden spezielle psychotherapeutische Themen behandelt wie z. B. die Frage des Unbewußten, die Stufen der psychotherapeutischen Beziehung, Chancen und Grenzen des Mitleids in der Psychotherapie und Seelsorge.
Das Buch wendet sich an Betroffene und Mitbetroffene, an Patienten, Angehörige, Pflegende und Ärzte. Es ist die erste umfassende Darstellung von Psychosomatik und Psychotherapie aus anthroposophischer Sicht.

Verlag Urachhaus